Uni-Taschenbücher   195

UTB

Eine Arbeitsgemeinschaft der Verlage

Birkhäuser Verlag Basel und Stuttgart
Wilhelm Fink Verlag München
Gustav Fischer Verlag Stuttgart
Francke Verlag München
Paul Haupt Verlag Bern und Stuttgart
Dr. Alfred Hüthig Verlag Heidelberg
J. C. B. Mohr (Paul Siebeck) Tübingen
Quelle & Meyer Heidelberg
Ernst Reinhardt Verlag München und Basel
F. K. Schattauer Verlag Stuttgart-New York
Ferdinand Schöningh Verlag Paderborn
Dr. Dietrich Steinkopff Verlag Darmstadt
Eugen Ulmer Verlag Stuttgart
Vandenhoeck & Ruprecht in Göttingen und Zürich
Verlag Dokumentation München-Pullach
Westdeutscher Verlag/Leske Verlag Opladen

DTI Diagnostische und therapeutische Informationen · 4
Herausgeber: D. Haan, C.-W. Lorenz, L. Pippig

Prof Dr. med. DIETER HAAN ist Chefarzt der Johannesbad-Klinik in Bad Füssing. Dr. med. CARL-WERNER LORENZ ist Arzt für Allgemeinmedizin in Darmstadt. Prof. Dr. med. LUDWIG PIPPIG ist Chefarzt der Medizinischen Klinik der Städtischen Krankenanstalten in Gütersloh.

Jan-Gerrit Rausch-Stroomann

Stoffwechselkrankheiten

Mit 4 Abbildungen

Springer-Verlag Berlin Heidelberg GmbH

Prof. Dr. med. JAN-GERRIT RAUSCH-STROOMANN, geboren am 30. März 1924 in Göttingen, studierte 1947–1950 Medizin an den Universitäten Münster i. W., Gießen, Würzburg und Kiel. 1950 Staatsexamen, 1951 Promotion. 1955–1966 Leiter der Laboratorien und der Stoffwechsel-Abt. der I. Med. Univ.-Klinik in Hamburg-Eppendorf. 1959 Anerkennung als Klinischer Chemiker, 1960 Facharzt für Innere Medizin, 1963 Habilitation für das Fach „Klinische Chemie". 1963–1964 Studienaufenthalt in den USA: Endocrine Unit am Massachusetts General Hospital, Boston, Mass., anschließend an den National Institutes of Health, Bethesda, Md. 1966–1970 Leiter der Endokrinologischen Abt. der Med. Klinik des Klinikums Essen der Ruhruniversität. 1966 Erweiterung der Venia legendi auf das Fach „Innere Medizin", 1968 apl. Professor, 1969 Facharzt für Laboratoriumsdiagnostik, gegenwärtig Chefarzt der Laboratorien der Krankenanstalten des Kreises Lemgo. Dort Aufbau eines vollautomatischen Labors mit Anschluß an EDV für mehrere Krankenhäuser und niedergelassene Ärzte sowie eines Speziallabors für Hormonuntersuchungen; Einrichtung einer MTA-Schule.

Rund 150 wissenschaftliche Veröffentlichungen. Mitglied der deutschen Gesellschaften für Innere Medizin, Laboratoriumsmedizin, Biochemie, Klinische Chemie, Endokrinologie, Diabetes und Nuklearmedizin. Assoziiertes Mitglied der Royal Society of Medicine und der European Thyroid Association.

ISBN 978-3-7985-0350-2   ISBN 978-3-642-95948-6 (eBook)
DOI 10.1007/978-3-642-95948-6

© 1973 Springer-Verlag Berlin Heidelberg
Ursprünglich erschienen bei Steinkopff-Verlag, Darmstadt 1973

Einbandgestaltung: Alfred Krugmann, Stuttgart
Satz und Druck: Mono-Satzbetrieb, Darmstadt-Arheilgen
Gebunden bei der Großbuchbinderei Sigloch, Stuttgart

Zweck und Ziel der Reihe

Mit der vorliegenden Reihe diagnostisch-therapeutischer Informations-
schriften sollen dem Medizinstudenten sowie dem praktisch oder klinisch
tätigen Arzt

1. einfache, knapp gefaßte klinisch-diagnostische Hinweise gegeben
   werden, die ihm die Erkennung, Differentialdiagnose und funktionelle Beurteilung einzelner Erkrankungen oder Krankheitsgruppen
   erleichtern,

2. eine möglichst umfassende Übersicht über solche Labormethoden
   vermittelt werden, welche ohne großen Laboraufwand und Personal-
   einsatz in der täglichen ärztlichen Praxis effektiv durchgeführt werden können, und

3. das erforderliche therapeutische Basiswissen vermittelt werden.

Aus dieser Zielsetzung ergeben sich die Hauptcharakteristika dieser
Taschenbücher:

1. Handlichkeit und Praxisnähe durch bewußte Beschränkung der (möglichst schematischen oder tabellarischen) Darstellung auf gesicherte
   und erprobte Methoden dank straffer Redaktion;

2. Schnellinformation statt eingehender und möglichst lückenloser
   wissenschaftlicher Unterrichtung;

3. Klarheit, Kürze und Einfachheit in der Darstellung der Methoden
   und sinnvolle starke Untergliederung des Textes zur Erleichterung
   beim raschen Nachschlagen im Einzelfall.

Jeder Band ist jeweils den Krankheiten eines Organs oder Organ-
systems gewidmet. Das Format ist so gewählt, daß man die Bände leicht
in der Tasche bei sich tragen kann, daß sie aber auch auf dem Schreib-
tisch des Arztes wenig Raum beanspruchen.

Knapper Umfang und mäßiger Preis sollen vor allem dem Medizinstudenten den Erwerb der einzelnen Bände erleichtern. Denn gerade diesem
wollen die „Diagnostischen und therapeutischen Informationen" in
Ergänzung größerer Vorlesungen und Lehrbücher zu rechtzeitigen
Kenntnissen in der einfachen Diagnostik und Therapie hinführen, auf
die es ja später in der eigenen ärztlichen Tätigkeit wesentlich ankommt.
Dem bereits ausgebildeten Arzt wollen die einzelnen Bände dazu dienen,
im Bereich der einfachen Diagnostik und Therapie stets auf dem Lau-
fenden zu bleiben.

HERAUSGEBER UND VERLAG

Vorwort

Die Schriftenreihe „Diagnostische und therapeutische Informationen" richtet sich an den Studenten, den niedergelassenen praktischen Arzt und an den Facharzt für innere Medizin. Für diesen Kreis ist es heute bei dem unübersehbaren Anwachsen des medizinischen Schrifttums kaum noch möglich, einigermaßen die Übersicht über die einzelnen Spezialgebiete seines Faches zu behalten. Wohl stehen eine Reihe guter Lehrbücher und fortbildender Zeitschriften zur Verfügung, und jährlich finden Fortbildungskonkresse statt. Die neuesten Erkenntnisse jedoch werden auf Symposien mit sehr kleiner Teilnehmerzahl von ausgesprochen Spezialisten vermittelt, und ihre Ergebnisse, wie auch die speziellen Publikationen sind dem praktisch tätigen Arzt kaum zugänglich.

Auch die Laboratoriumsmedizin hat sich im Laufe der letzten Jahre zu einem völlig selbständigen Fach mit speziellem Ausbildungsgang entwickelt. Sehr häufig ist daher der praktisch oder klinisch tätige Arzt nicht nur bei der Durchführung chemischer Bestimmungen, sondern auch bei der Interpretation der Ergebnisse, häufig schon bei der Auswahl der Untersuchungsmethoden auf die Hilfe des Laboratoriumsarztes oder bestimmter Institute angewiesen.

Auf der anderen Seite ist aber auch jeder Arzt heute in der Lage, eine ganze Reihe von Untersuchungsmethoden selbst durchzuführen. Die chemische Industrie ist ihm dabei durch die Einführung immer neuer Schnelltests und relativ einfacher, vorbereiteter Methoden behilflich. Schon heute gibt es eine große Zahl von niedergelassenen Ärzten, die durch die Einrichtung eines gut ausgestatteten Laboratoriums ihre diagnostischen Möglichkeiten erheblich verbessert haben und somit viel mehr Fälle aufklären können, die sonst an die Klinik, an das Krankenhaus oder an Polikliniken und Ambulanzen abgegeben werden müssen.

Der an der ständigen Erweiterung seiner diagnostischen Möglichkeiten interessierte Arzt kann mit diesen Möglichkeiten für seine Patienten wesentlich mehr leisten – auch die Kassen müßten diese Tatsache anerkennen und honorieren.

Im Rahmen der Schriftenreihe „Diagnostische und therapeutische Informationen" ist mir die Bearbeitung des Bandes „Stoffwechselkrankheiten" zugefallen, ein Gebiet, das durch Zunahme der Zahl an Erkrankungen immer mehr an Bedeutung gewinnt, das aber auch an Schwierigkeit der Diagnostik viele andere Gebiete übertrifft.

Der Begriff der Stoffwechselkrankheiten wird ganz verschieden definiert. Bei der immer wieder zu betonenden Einheit der Inneren Medizin ergeben sich Überschneidungen mit der Endokrinologie, der Gastroenterologie, der Hämatologie und der Nephrologie.

Neben einem einleitenden Kapitel über die Einrichtung eines Praxislaboratoriums werden die Methoden im einzelnen besprochen. Im speziellen Teil werden abgehandelt: Diabetes und Hyperinsulinismus, Fettsucht und Magersucht, Gicht, seltenere angeborene Stoffwechselerkrankungen, Vitaminmangelerkrankungen, der Eisenstoffwechsel, Porphyrinstoffwechsel, Calcium- und Phosphatstoffwechsel, Eiweißstoffwechsel, Säure/Basen-Haushalt und Wasser- und Elektrolytstoffwechsel.

Ein Anhang mit den Normalwerten für alle Methoden, Preisen und Bezugsquellen für Reagenzien und Apparate beschließen den Band.

Ich hoffe, dem Medizinstudenten und dem praktisch tätigen Arzt hierdurch manche Anregung geben zu können.

Lemgo, Herbst 1972

Prof. Dr. J.-G. Rausch-Stroomann

Inhalt

I. Allgemeiner Teil

1. Untersuchungstechnik

Wie bei jeder Erkrankung, so ist in ganz besonderem Maße bei den Stoffwechselerkrankungen die Erhebung einer guten Anamnese sowie eine gründliche Befunderhebung von größter Wichtigkeit. Erst diese Maßnahmen, die mit den einfachsten Hilfsmitteln und auch am Krankenbett durchgeführt werden können, leiten zur Verdachtsdiagnose, die durch Zusatzuntersuchungen (Röntgen, Ekg, Laboratoriumsuntersuchungen, usw.) zur endgültigen Diagnose und zur Behandlung führen.

Im folgenden wird ein Schema für die Anamneseerhebung und Befunderhebung unter besonderer Berücksichtigung der hier zu besprechenden Krankheiten gegeben (Nähere Einzelheiten siehe auch im speziellen Teil).

1. *Familien-Anamnese:*

insbes. Vorkommen von Fettsucht, Magersucht, Konstitution der Blutsverwandten, Diabetes mellitus, Gicht, Steinleiden, Lipoidosen, M. Wilson, sonstige angeborene Stoffwechselerkrankungen, endokrine Störungen, Mißbildungen, Neigung zu Infekten.

2. *Eigene Anamnese:*

a) Verlauf der Geburt
b) Kinderkrankheiten
c) Frühere Erkrankungen, einschließlich Unfälle, Operationen, Mangelsituationen, Zeiten übermäßiger Nahrungsaufnahme; evtl. Ergänzung durch Angaben von Angehörigen, alte Krankenhausberichte und -befunde, alte Fotos etc.
d) Jetzige Erkrankung
   Symptome, Beschwerden, Beobachtungen des Patienten, Verhalten des Körpergewichtes, Appetit, Stuhlgang, Wasserlassen, Schlaf, Alkohol, Nikotin, Medikamente, Venerische Infektionen.
   Bei Frauen zusätzlich: Menarche, Periode, Menopause, Geburten, Fehlgeburten.
e) Lebensweise
   Soziale Verhältnisse, Beruf, Lebensgewohnheiten, Eßgewohnheiten, Freizeit, Urlaub, Hobbies, körperliche Betätigung (Sport).

3. Befund

Alter	Größe	Gewicht

Ernährungszustand
Kräftezustand

Temperatur	Puls	RR	im Liegen	Atmung
			im Stehen	

Hautfarbe	Schleimhäute	Sekundärb haarung

Ikterus	Palmarerythem	Spider nae
Zyanose	Ödeme	

Lymphknoten

Kopf

Nervenaustrittspunkte

Ohren	Nase

Augen
Mundhöhle

Zunge	Tonsillen

Gebiß

Hals

Einflußstauung	Nackensteifigkeit

Schilddrüse

Thorax

Form	Atemexkursion
Lungen: Grenzen	Verschieblichkeit
Klopfschall	Auskultation

Herz

Grenzen	Spitzenstoß
Töne	A 2 P 2

Aktion

Abdomen

Bauchdecken

Leber	Milz

2

Alter	Größe	Gewicht

path. Resistenzen   Nierenlager
Bruchpforten
Rektale Untersuchung   Prostata
Genitale   Hodengröße

Wirbelsäule

Gliedmaßen

ZNS

Hirnnerven
li./re.   Pupillenreaktion: Licht
                                                       Konvergenz
TSR (Tricepssehnenreflex)   RPR   (Radius-Periost-Reflex)
                                 ASR   (Achillessehnenreflex)
                                 BDR   (Bauchdeckenreflex)
Motilität   Sensibilität

Sensorium, Psyche

Auf Technik und Auswertung der Röntgenuntersuchungen, des Ekg sowie sonstiger spezieller Untersuchungsmethoden kann hier nicht eingegangen werden, jedoch werden im speziellen Teil, soweit notwendig, die entsprechenden Befunde mit erwähnt.

2. Einrichtung eines Praxislaboratoriums

Die folgenden Ausführungen sollen vielleicht den einen oder anderen Kollegen veranlassen, sich ein eigenes Laboratorium – soweit noch nicht vorhanden – einzurichten oder aber seine diagnostischen Möglichkeiten auf diesem Sektor stufenweise zu erweitern. Da sich dieselben Einrichtungen, häufig auch dieselben Methoden nicht nur für die Diagnostik der Stoffwechselkrankheiten verwenden lassen, sondern auch auf anderen Sektoren der Medizin, macht sich eine solche Investition sehr vielseitig bezahlt.

Allerdings sei zu Beginn unserer Ausführung ein mahnendes Wort ausgesprochen: Man sollte nur diejenigen Methoden durchführen, die man sich selbst, bzw. seiner Hilfskraft auch zutrauen kann. Die sog. Qualitätskontrolle spielt heute in den großen Laboratorien eine bedeutende Rolle. Man muß auch etwas von den Fehlerquellen wissen. Hier gilt der Satz: Lieber k e i n e n Laborwert, als einen falschen Wert. Man bedenke, welches Unheil durch Fehlbestimmungen angerichtet werden kann!

Der Gesetzgeber hat nach dem neuen Eichgesetz, das am 1. Juli 1970 in Kraft getreten ist, gefordert, daß Volumenmessungen bei der Durchführung von quantitativen Analysen im Rahmen der Heilkunde mit geeichtem Gerät durchgeführt werden. Von dieser Eichpflicht sollen nach einer Ausnahmeverordnung lediglich Volumenmeßgeräte ausgenommen werden, die nur für quantitative Analysen benutzt werden, deren Richtigkeit durch ständige Überwachung nach den Methoden der statistischen Qualitätskontrolle und durch Ringversuche nachgewiesen wird.

Der Raum soll gut gelüftet und hell beleuchtet sein. Bei der Einrichtung mit Labormöbeln beraten gerne die einschlägigen Firmen.

Zu jedem Labor gehören ein Ausguß und eine Wasserstrahlpumpe. Genügend elektrische Anschlüsse sollten vorhanden sein und nach Möglichkeit ein Gasanschluß.

Ein Photometer und eine Waage können im selben Raum untergebracht werden, ersteres gegen direkten Lichteinfall geschützt.

Alle *Glaswaren, Reagenzien, Tabellen* usw. für eine bestimmte Methode sollten an einem festen Platz untergebracht und nicht entfernt werden.

Destilliertes Wasser kann man beziehen, man kann sich aber auch selbst demineralisiertes Wasser mit Hilfe einer Ionenaustauscheranlage herstellen, die an eine Wasserleitung angeschlossen wird.

Zur *optimalen Ausrüstung* eines Labors gehören ein Eisschrank, ein Wasserbad, eine Waage, ein Photometer und ein Polarimeter sowie eine Zentrifuge.

Glaswaren: Für jeden Typ von Glaswaren soll immer dasselbe Modell gekauft werden, um ein möglichst einheitliches Sortiment zu besitzen. Es sollen nur Norm-Schliff-Geräte verwendet werden.

An Glaswaren benötigt man:
Meßzylinder in allen Größen
Pipetten in einzelnen Größen (sehr empfehlenswert automatische Pipetten)

4

Meßkolben in allen Größen
Reagenzgläser
Zentrifugengläser
ferner Reagenzienflaschen, Rest-N-Apparatur, Trichter, Büretten,
Bechergläser, Mörser, Schläuche, Glasrohr, Bunsenbrenner, Stoppuhr,
Laborwecker, Filtrierpapier.

Ein wichtiges Kapitel ist das Reinigen der Glassachen, da die Fehlermöglichkeiten durch verunreinigtes Glasgerät sehr groß sind.

Schema für die Reinigung

1. Aufbewahren bis zur Reinigung in einer Schale mit Wasser
2. Vorspülen unter fließendem warmem Leitungswasser (Beseitigung
   des gröbsten Schmutzes)
3. Säubern in heißem Seifenwasser (Detergentien) mit geeigneter Bürste.
   Besonders mit Fett oder Eiweiß verschmutztes Material noch
   zusätzlich
4. 12 Std. in lauwarmem Seifenwasser liegen lassen
5. 2 Std. in 1/10 n Salzsäure legen
   Für alles Glasgerät
6. Nachspülen in größerer Schale mit destilliertem Wasser
7. Trocknen auf Trockenbrett oder besser im Trockenschrank bei
   80–90°C (nie naß in den heißen Schrank!)

Büretten und größere Pipetten

1. Aufbewahren bis zur Reinigung in einem Standgefäß mit Wasser
   (Boden mit Glaswolle ausgelegt)
2. Vorspülen unter fließendem warmem Leitungswasser von außen und
   mit Wasserstrahlpumpe von innen
3. Säubern mit heißem Seifenwasser (Detergentien), von innen mit
   Wasserstrahlpumpe.
   Besonders verschmutzte Sachen
4. 12 Std. in lauwarmem Seifenwasser liegen lassen
5. 2 Std. in 1/10 n Salzsäure legen
   Für alle Sachen
6. Nachspülen in größerer Schale mit destilliertem Wasser und von
   innen mit Wasserstrahlpumpe
7. Vortrocknen unter Luftdurchsaugen mit Wasserstrahlpumpe
8. Trocknen, wie bei Glasgerät

Kleine Pipetten (Blutzucker-, Hämatokritröhrchen, usw.)

1. Aufbewahren bis zur Reinigung in einem Standgefäß mit 1/10 n Natronlauge
2. Spülen mit Salzsäure-Alkohol (HCl 25 %-ig, 3,0 ml, Äthylalkohol 95 %-ig, 100,0 ml), von innen mit Wasserstrahlpumpe
3. Nachspülen mit Waschäther, von innen mit Wasserstrahlpumpe
4. Vortrocknen unter Luftdurchsaugen mit Wasserstrahlpumpe
5. Trocknen siehe oben

N.B. Seit einiger Zeit ist als Reinigungsmittel für Glassachen Haemo-Sol E.A. der Fa. *Merz & Dade*, München im Handel, das in vorteilhafter Weise den Gebrauch von Salzsäure, Chromschwefelsäure und Detergentien ersetzt (Preis: 1 kg = DM 15,00)

Herstellung von Lösungen

Auf die persönliche Einwaage der Substanzen für Maßlösungen kann verzichtet werden. Es ist rationeller, möglichst viele Lösungen aus **Fixanal** (Riedel-de Haen) oder **Titrisol** (Merck-Ampullen, bzw. Flaschen) herzustellen. Die jeweiligen Substanzen befinden sich in reiner Form genau eingewogen, bzw. abgemessen in einer Ampulle. Der Ampulleninhalt kann zuverlässig in den Meßkolben überführt und dann aufgefüllt werden.

Sonst werden Eichlösungen durch Abwiegen der Substanz auf einer chemischen Analysenwaage und Überführen in einen Meßkolben mit Auffüllen hergestellt und die übrigen Lösungen in einem Meßzylinder.

Die meisten Angaben in der Literatur sind in Gewicht/Volumen gemeint, man sollte die Konzentrationsangaben in Prozent vermeiden und z.B. besser 10 g Kalilauge/100 ml schreiben. Manchmal werden auch Volumen-Prozente angegeben (Vol.%). Die Ergebnisse der Analysen werden meist in mg/100 ml (mg%) angegeben.

Bei Ionen-Reaktionen ist die Zahl der Ladungen entscheidend, daher operiert man hierbei nicht mit dem Molekulargewicht, sondern mit dem Grammäquivalent oder Val. Dabei gilt folgende Umrechnung:

Anzahl Val = Anzahl Mol x Wertigkeit.

Blutabnahme

Die Frage, ob für die Untersuchungen Nüchternblut verwendet werden muß, ist heute dahingehend entschieden, daß außer bei Blutzucker- und

6

Phosphor-Bestimmungen der Patient eine (leichte) Mahlzeit zu sich genommen haben darf. Eine größere Mahlzeit kann allerdings infolge Trübung des Plasmas durch die Lipide zu erheblichen Fehlermöglichkeiten führen. Außerdem muß auf Tagesschwankungen bestimmter Blutbestandteile hingewiesen werden. Die Verwendung von Plasma (Versetzen des Serums mit Heparin oder Vetren) anstelle von Serum bringt den Vorteil mit sich, daß die Hämolyse, die bei der Blutabnahme, der Gerinnung und dem Transport auftritt, deutlich geringer ist. Die Hämolyse spielt eine große Rolle bei Fermentbestimmungen, aber auch bei der Bestimmung von Kalium, da dieses aus den Erythrozyten austritt und die Werte erhöht.

Auch die Untersuchung von ikterischem Serum kann durch die Eigenfarbe zu Fehlermöglichkeiten führen. Schließlich ist es auch wichtig zu wissen, daß Untersuchungsgut, das nicht am gleichen Tag untersucht wird, nur eingefroren bei $-20°C$ aufbewahrt werden darf, da viele Bestandteile (Glukose, Fermente, Phosphor, Bikarbonat, Chlorid) ihre Werte rasch ändern.

Für die Untersuchung des Urins gilt, daß alle Ausscheidungsprodukte, mit Ausnahme der Elektrolyte, einem Abbau durch Bakterien und Pilze ausgesetzt sind. Urin, der nicht sofort aufgearbeitet wird, muß daher konserviert werden. Das kann durch sofortiges Gefrieren ($-20°C$), Zusatz von 50 ml 10 N-Salzsäure zu einer 24-Std.-Sammlung oder von 5 ml einer 10%-igen Lösung von Thymol in Isopropanol erfolgen.

Zur Identifizierung von *Zuckern* ist frischer Urin zu verwenden.

Porphyrine, z.B. Porphobilinogen, sind photosensibel und daher im Dunkeln unter Zusatz von 5 g Natrium-Karbonat pro 24-Std.-Urin aufzubewahren.

Für die Aufbewahrung von Hormonen gelten besondere Vorschriften.

II. Methodischer Teil

Im folgenden Kapitel sollen die Laboratoriumsmethoden im einzelnen besprochen werden. Im darauffolgenden diagnostischen Teil werden dann bei jedem Krankheitsbild die anzuwendenden Methoden aufgeführt.

Die Einteilung des methodischen Teils erfolgt nach
1. Blutuntersuchungen
2. Harnuntersuchungen
3. Funktionsprüfungen
4. Kontroll-Lösungen

Innerhalb jeder Gruppe werden die Methoden alphabetisch aufgeführt und nummeriert.

Durch besondere Kennzeichen wird der Schweregrad der einzelnen Methoden angegeben. So bedeutet

● mit einfachen Mitteln durchführbar
●● nur mit Hilfe besonderer Geräte (z.B. Photometer) oder mit größerem Arbeitsaufwand durchführbar.

In Klammern hinter der Bezeichnung der Methode findet sich ein Hinweis, bei welchem Krankheitsbild die Methode zur Anwendung kommt.

Für die Herstellerfirmen von Fertigmethoden gelten folgende Abkürzungen:

ASA = Chemische Fabrik ASAL, R. Hobl, Berlin
AS = ASID-Institut GmbH (Für Fa. DADE), Lohhof
BOE = Boehringer u. Soehne, Mannheim
GÖ = Gödecke u. Co., Freiburg i. Br.
HA = Dr. Heinz Haury, Chem. Fabrik, München
ME = E. Merck AG, Darmstadt*)
RO = Hoffmann — La Roche AG, Grenzach
TR = Travenol GmbH (für Fa. Heyland), München

Bei jeder Methode findet sich eine Zusammenstellung aller Reagenzien oder Fertigpräparate, sowie deren Bezugsquellen und Preise.

*) Die Preise dieser Firma sind im Fachgroßhandel oder direkt zu erfragen!

1. Blutuntersuchungen

Albumin/Globulin (Makroglobulinämie, Amyloidose)

Die Bestimmung des Albumins im Serum ist möglich durch „Aussalzen", Papierelektrophorese (s.d.), durch die *Kjeldahl*-Methode (sh. Rest-N), durch die *Biuret*-Methode und verschiedene andere Methoden.

Wir empfehlen die photometrische Methode mit Hilfe der *Biuret*-Reaktion. (SH)

Prinzip: Die Globuline werden zunächst mit 25 %-iger Natrium-Sulfit-Lösung ausgefällt. Nach Zusatz von Äther können die präzipierte Globulin- und die gelöste Albuminfraktion durch Zentrifugieren getrennt werden. Die Albuminkonzentration wird dann direkt mit der *Biuret*-Methode bestimmt.

Stoffe mit mindestens 2 Peptidbindungen geben mit Kupfersalzen in alkalischer Lösung eine violette Färbung, deren Intensität direkt der Anzahl der Peptidbindungen proportional ist.

Reagenzien:

B i u r e t -Stammlösung: 50 ml (NaOH 0,4 N; KNa-Tartrat 32 mM; CuSO4 12 mM; KJ 6 mM)

V e r d ü n n u n g s l ö s u n g : 40 ml (NaOH 2N; KJ 30 mM)

N a t r i u m s u l f i t 25 %-ig

D i ä t h y l ä t h e r p.a. Eiweißstandard (sh. Kontroll-Lösungen Kap. II,4)

Vorbereitungen:

Biuret-Reagenz: 10 ml *Biuret*-Stammlösung + 8 ml Verdünnungslösung in Meßzylinder mit Aq.dest. auf 100 ml auffüllen.
(Haltbarkeit 2—3 Monate bei 19°C)

Eiweißstandard: 1 ml Standard mit Aq.dest. auf 10 ml verdünnen (Haltbarkeit 20 Std. bei +4°C).

Reagenzglas gut mit Stopfen verschließen und 2—3 mal kippen (nicht schütteln!), 30 min stehen lassen, dann zentrifugieren. Überstehende Äther- und Globulinschicht mit Wasserstrahlpumpe absaugen.

Ausführung:

Globulin-Fällung

	Analyse A	Reagenzien- Leerwert: RL	Standard X
Na-Sulfit-Lösung, ml	2,5	2,5	–
Serum, ml	0,25	–	–
Aq.dest., ml	–	0,25	–
Äther, ml	2,5	2,5	–

A l b u m i n - B e s t i m m u n g :

Biuret-Reagenz, ml	5,0	5,0	5,0
Zentrifugat, ml	1,0	1,0	–
Standard (verdünnt), ml	–	–	1,0

30 min warten und Extinktion (E) bei Wellenlänge ɔ.ɔ—560 nm am Photometer messen. Die Farbe ist ca. 1 Std. stabil.

Berechnung:

A l b u m i n :

a) Mit Hilfe eines Eiweiß-Standards

$$\text{g Albumin/100 ml} = \frac{E(A) - E(RL)}{E(S) - E(RL)} \times 5,5$$

b) Mit Hilfe eines Faktors (bei Wellenlänge 546 nm und und 1 cm Küvetten-Schichtdichte) g Albumin/100 ml =

g Albumin/100 ml =

g Albumin/100 ml =[E(A) – E(RL)] x 23,8

G l o b u l i n :

$$\begin{array}{l} \text{g Gesamt-Eiweiß/100 ml} \\ - \ \text{g Albumin/100 ml} \\ \hline = \ \text{g Globulin/100 ml} \end{array}$$

Normalwerte:

Gesamt-Eiweiß	6,5 − 7,7	g/100 ml
Albumin	3,8 − 4,6	g/100 ml
Globulin	2,4 − 3,5	g/100 ml
Albumin/Globulin	1,13 − 1,73	

Diese Normalwerte weichen von denjenigen ab, die mit elektrophoretischen Methoden erhalten werden.

HA: *Biuret*-Methode, 166 Best.: DM 18,90

RO: Meth. Campbell, W.R. u. Hanna, M.T.,
100 Mikro-Best.: DM 15,00

Die *Biuret*-Methode ist in Verbindung mit der Methode für Gesamteiweiß (s.d.) für das Arztlabor (mit Photometer!) besonders nützlich. Die Genauigkeit läßt nichts zu wünschen übrig.

Alkalireserve (Störungen des Säure/Basen-Haushaltes)

a) Nach van Slyke : oo

Prinzip: Das Plasma von Oxalatblut wird durch Alveolarluft (CO_2-Spannung = 40 mm Hg) mit CO_2 gesättigt. Das CO_2 wird dann aus dem Plasma durch Schwefelsäure im Vakuum wieder ausgetrieben. Die Messung erfolgt volumetrisch bei Atmosphärendruck.

Reagenzien und Geräte: Alkalireserve-Apparat mit Zubehör, Wasserstrahlpumpe, Pipetten 2 ml und 1 ml, Ostwaldpipette, Schütteltrichter, Oktylalkohol, Schwefelsäure (5 %). 10 ml Oxalatblut.

Ausführung: 2 ml Plasma in einen Schütteltrichter pipettieren, 3 mal mit dem Rest der Ausatmungsluft bei Normalatmung (= Alveolarluft) unter Vorschaltung einer Flasche mit Glasperlen durchblasen und jeweils anschließend schnell verschließen.

Schütteltrichter 2 min um seine Lächsachse drehen. − Das in der oberen Kammer der Apparatur befindliche Wasser absaugen. Das Quecksilber soll bis dicht über den oberen Hahn reichen. Dazu Niveaubirne an den oberen Haken, unteren Hahn öffnen, das Quecksilber langsam durch den oberen Hahn durchtreten lassen.

2 Tropfen Oktylalkohol und 1 ml Aq-dest. in die obere Kammer pipettieren und mit 1 ml CO_2-angereichertem Plasma unterschichten mittels Ostwaldpipette.

Niveaubirne auf den unteren Haken senken und durch Öffnen des oberen Hahnes Flüssigkeit in die Hauptkammer einlaufen lassen, bis der obere Flüssigkeitsspiegel direkt über der Bohrung des oberen Hahnes steht.

In die obere Kammer 0,5 ml Schwefelsäure pipettieren und in die Hauptkammer nachziehen, bis der Flüssigkeitsspiegel wieder dicht oberhalb der oberen Bohrung steht. Mit Quecksilber abdichten und oberen Hahn schließen. Durch Öffnen des unteren Hahnes und Senken der Niveaubirne bis in Bodennähe wird ein Vakuum erzeugt. Unteren Hahn schließen, sobald der Quecksilberstand die 50 ml-Marke erreicht hat. Apparat aus dem Gestell nehmen und 15 mal hin- und herschwenken. Apparat wieder einspannen; unteren Hahn öffnen, Niveaubirne in Bodennähe halten und die Flüssigkeit so weit in den rechten Schenkel einfließen lassen, bis der Flüssigkeitsspiegel dicht oberhalb der Bohrung des unteren Hahnes steht. Unteren Hahn schließen. Niveaubirne an den unteren Haken hängen.

Durch erneutes Öffnen des unteren Hahnes jetzt aus dem linken Schenkel Quecksilber in die Hauptkammer einfließen lassen.

Niveaubirne bei geöffnetem unteren Hals so lange heben, bis der Quecksilberspiegel in der Hauptkammer und in der Birne in gleicher Höhe steht.

Unteren Hahn wieder schließen

Niveaubirne an den oberen Haken hängen und den Wert neben dem Flüssigkeitsmeniskus auf der Skala ablesen. Flüssigkeit aus der Hauptkammer und dem rechten Schenkel austreiben. Hauptkammer zweimal mit Wasser spülen und obere Kammer mit Wasser gefüllt stehen lassen.

Berechnung:

Abgelesener Wert x 100 − 12 = Alkalireserve
                    in Vol% gebundenes CO_2

Normalwerte: 53 − 64 Vol %
                 (24 − 29 mval/L)

b) titrimetrisch   (nach *Eschenbach* u. *Rausch-Stroomann*)

Reagenzien:

1. CO_2-freies Wasser (in einem Kolben wird aq.dest. unter Verschluß mit einem umgestülpten Becherglas 10 min im Sieden gehalten und nach Abkühlen sofort verwendet).

2. Natronlauge nach *Sörensen:*
   250 g NaOH in 500 ml Vorratsflache mit 300 ml karbonatfreiem Aq.dest. versetzen.
3. Natriumfluorid-Oxalat-Lösung: 5 g Natriumfluorid und 10 g Natriumoxalat mit 90 ml CO_2-freiem Wasser lösen. Nach Ansäuern mit Salzsäure (Ph saurer als 2) durch 10 min langes Kochen von CO_2 befreien. Nach dem Abkühlen durch Zusatz von NaOH neutralisieren.
4. Methanol 96 %-ig p.a.
5. Salpetersäure, n/10 p.a.
6. Natronlauge n/10
7. Tashiro-Indikator (100 ml 0,03 % Methylrot und 15 ml 0,19 % Methylenblau)

Geräte:

Scheidetrichter (50 ml Volumen), Pipetten 8 ml, 5 ml, 2 ml, 0,5 ml. Bürette 0,02 ml Unterteilung, 5 ml Volumen. Bechergläser 25 ml. Zentrifugengläser 10 ml.

Ausführung:

Aus ungestauter Vene 5 ml Blut entnehmen, mit 0,25 ml der Natriumfluorid-Oxalat-Lösung versetzen und mischen. Das ungerinnbar gemachte Blut wird im Scheidetrichter mit Alveolarluft, die durch eine Flasche mit trockenen Glaskugeln geblasen wird, äquilibriert. 4 − 6 min langes Rotieren reicht aus. Gewinnung des Plasmas durch Zentrifugieren.

Enteiweißung des Plasmas: 2 ml Plasma mit 8 ml Methanol versetzen und kräftig schütteln, anschließend zentrifugieren. 5 ml eiweißfreien Überstand in einem Becherglas mit 0,5 ml n/10 HNO_3 versetzen, etwas schütteln. Nach 2 − 3 Std. Reaktionszeit Säure rücktitrieren. Zugabe von 10 Tropfen Tashiro-Indikator. Titration mit frisch bereiteter n/100 NaOH. Endpunkt bei Umschlag nach klarem Grün.

Berechnung:

10(0,5 × 10-n × F) = mval/L Natriumbikarbonat.
n = Verbrauch der n/100 NaOH
F = Titer der Lauge in Bezug zur angewendeten Säure.
Normalwerte s. oben.

Die titrimetrische Bestimmung ist relativ einfach, die Methode nach *van Slyke* an eine Apparatur gebunden. Am besten ist die Bestimmung des

13

Standardbikarbonates (sh.da). Diese ist jedoch nur mit der Astrup-Apparatur möglich und kaum für die Praxis geeignet. Für ein kleines Praxislabor halten wir allerdings keine der beschriebenen Methoden für besonders nützlich, da der Aufwand im Verhältnis zur Häufigkeit der Bestimmungen in einem ungünstigen Verhältnis steht.

Beta-Lipoproteide

a) β-L-Immunokrit oo (Lipoidosen, Arteriosklerose, Diabetes)

Quantitativer Schnelltest zur Bestimmung des β-Lipoproteidspiegels im Serum, Liquor und Harn.

Prinzip: Der β-L-Test kann in wenigen Minuten durchgeführt werden. Er basiert auf Präzipitation der in einem Tropfen Patientenserum enthaltenen β-Lipoproteide durch ein hochspezifisches Antiserum, das wiederum durch Hyperimmunisierung von Tieren mittels Human-Lipoproteid niedriger Dichtegrade gewonnen wird. Das gewonnene Präzipitat bildet bei Zentrifugierung in der Immunokrit-Kapillare eine Säule, deren Höhe dem β-Lipoproteid-Spiegel im Patientenserum proportional ist.

Reagenzien und Geräte:

Mitgeliefert werden 5 ml Antiserum, Kapillarpipetten, Immunokrit-Kapillaren, Saugbällchen, Testkarten und Ablesegerät. Erforderlich ist ferner eine Zentrifuge, etwa die Hämatokrit-Zentrifuge, Modell —A—801—804 der Fa. Beckmann, Instrument GmbH oder Hawskley Mikrohämatokritzentrifuge oder die Mikrozentrifuge der Fa. M. Christ, Osterode, Harz (ca. DM 950,00).

Ausführung:

1. Mit der beigegebenen Tropfpipette werden 2 Tropfen des präzipitierenden β-Lipoproteid-Serums auf das Oval einer Testkarte gegeben.
2. Ein Tropfen Patientenserum wird unter Benutzung eines der größeren, unmarkierten Kapillarröhrchen hinzugefügt. Dabei bedient man sich des Saugbällchens.
3. Sofort danach werden β-L-Reagenz und Patientenserum mit einem horizontal gehaltenen Holzstäbchen durch 10 − 12 kreisförmige Bewegungen gründlich vermischt.
4. Immunokritröhrchen am markierten Ende anfassen und bis zur Marke füllen. Die Kapillare füllt sich selbständig, wenn sie kreisförmig und im Winkel von ca. 45°C über die Testkarte bewegt wird.
5. Das markierte Ende der Immunokrit-Kapillare am Rand einer kleinen Bunsenflamme zuschmelzen.

14

6. Die verschlossene Kapillare mit zugeschmolzenem Ende in Richtung Fliehkraft 5 min lang zentrifugieren, bei 12 – 15 000 UpM.
7. Länge der Präzipitatsäule unter dem Ablesegerät auf 0,1 mm Genauigkeit ablesen.

Normalwerte:

1,5 – 2,7 mm

Frauen vor der Menopause haben niedrigere Werte als Männer. Zufuhr von Oestrogenen bedingt Abfall, und Zufuhr von Androgenen Anstieg.

Einfluß der Ernährung (ungesättigte Fettsäuren)
Einfluß von Heparin.

b) *Serum-β-Lipoproteide, HA*

Photometrische Methode. Angabe in mg %
Normalwerte bis 550 mg %.

Die Bestimmung des β-L-Immunokrits ist nur eine relativ grobe Methode, besser sind Bestimmungen des Gesamtfettes und des Cholesterols. Bei Anschaffung einer Hämatokritzentrifuge, die ja auch anderweitig sehr gut verwendet werden kann, ist die Methode jedoch für die Praxis als nützlich zu bezeichnen.

β-L-Immunokrit:
TR: β-L-Test, kompl. Satz f. 60 Best.   DM 106,00

Serum- β-Lipoproteide,
HA: 50 Bestimmungen   DM   25,50

Blutsenkungs-Geschwindigkeit   (Störungen im Eiweißstoffwechsel, Makroglobulinämie)
(nach Westergren)

Prinzip:

Die BSG ist abhängig von dem Albumin/Globulin-Verhältnis, dem Fibrinogengehalt und der Zahl der Erythrozyten.

Reagenzien und Geräte:

Blutsenkungsröhrchen und -ständer, Rekordspritze (2 ml) Kanüle (Nr. 1 oder 2), Natriumzitratlösung (3,8 %).

Ausführung:

In einer Spritze 4 Teilstriche = 0,4 ml Natriumzitrat aufziehen. Aus der Vene zusätzlich 1,6 ml Blut nachziehen. Spritze umschütteln. Zitratblut in ein kleines Gläschen spritzen (kann bis zu 4 Stunden stehen bleiben).

In einer Senkungspipette Blut nach vorsichtigem Umschütteln bis Höhe 200 mm (Marke 0) aufziehen. Pipette senkrecht in Ständer einspannen und bei Zimmertemperatur lichtgeschützt aufstellen.

Nach 1 und 2 Stunden den unteren Meniskus der Erythrozytensäule an der Skala ablesen.

Normalwerte:

Männer: bis 8/16 mm n.W.
Frauen: bis 11/20 mm n.W.

Die Blutsenkung wird ohnehin in jeder Praxis durchgeführt, eine Erörterung ihrer Nützlichkeit erübrigt sich daher.

Blutzucker (Diabetes, Hyperinsulinismus, Glykogenspeicherkrankheit)

Die auch heute noch viel angewandte Methode nach *Crecelius-Seifert* ist wegen ihrer Ungenauigkeit nicht zu empfehlen. Die Methode nach *Hagedorn-Jensen* ist sehr zuverlässig, aber recht umständlich. Die enzymatische Bestimmungsmethode (z.B. BOE) ergibt den Wert für die „wahre Glukose", d.h., ohne die s.g. Restreduktion. Die Werte liegen um 25 − 30 mg/100 ml tiefer. Empfehlenswert, weil einfach und doch genau, ist die Bestimmung mit Anilin/Eisessig (z.B. SH).

Die Einführung eines Teststreifens für Glukose im Blut (Dextrostix) hat leider die Erwartungen nicht erfüllt. Eine Unterscheidung sehr hoher und sehr niedriger Blutzuckerwerte (DD. Koma-Schock) ist immerhin möglich.

a) *Methode Hagedorn-Jensen* o (abgekürztes Verfahren nach *Halström)*

Prinzip:

Der Blutzucker wird im Gesamtblut bestimmt. Entweder nimmt man Kapillarblut oder ca. 5 ml Venenblut und schüttelt letzteres in einem kleinen Reagenzglas mit einer Messerspitze Natriumfluorid. Enteiweißung des Blutes durch Zinkhydroxyd. Der Zucker reduziert dann Ferrizyankalium beim Kochen in alkalischer Lösung zu Ferrozyankalium. Das überschüssige Ferrizyankalium wird jodometrisch bestimmt. Um die Eigenreduktionsfähigkeit der Reagenzien zu berücksichtigen, ist ein Leerversuch mitzuführen, dessen Ergebnis später vom Blutzuckerwert abzuziehen ist.

Reagenzien:

Zinksulfatlösung (0,45 %)
Natronlauge (1/10n)
alkalische Kaliumferrizyanidlösung:
(Kaliumferrizyanid 1,65 sek. Natriumphosphat 10,7
Natronlauge 2 n 165,0
Aqua redest ad 1000,0
Lösung im Kühlschrank aufbewahren)
Kaliumjodid-Lösung:
(Kaliumjodid 12,5
Aqua dest ad 100,0
in brauner Tropfflasche)
Zinksulfat-Zitronensäure-Lösung:
(Zinksulfat 100,0
Zitronensäure 400,0
Aqua redest ad 1000,0)
Stärkelösung (1 %)
Natriumthiosulfatlösung (1/200 n):
(Natriumthiosulfat 1,25
Quecksilberzyanid 0,1
Aqua redest ad 1000,0)
Erlenmeyerkolben (100 ml)
Mikrobürette 2 ml
Blutzuckerpipetten 0,1 ml
Reagenzgläser
Blutzuckergläser
Glastrichter
Filterpapier
Pipetten 5, 2, 1 ml
Wasserstopf mit Reagenzglaseinsätzen.

Durchführung:

In 2 Reagenzgläser je:

  5 ml Zinksulfat
+ 1 ml Natronlauge
In Reagenzglas 1 zusätzlich:
  0,1 ml Blut

Beide Gläser 3 min in kochendes Wasser stellen. Durch kleinen Trichter mit Filterpapier in dickes Blutzuckerglas filtrieren.

Beide Reagenzgläser mit je 3 ml Aqua dest 2 x nachspülen und filtrieren. Wenn alles durchgelaufen ist, Filter vorsichtig entfernen. Trichter ausschütteln. Zum Filtrat 2 ml alkal. Kaliumferrizyanidlösung pipettieren.

Beide Blutzuckergläser 5 min in kochendes Wasserbad geben. Abkühlen unter Leitungswasser.

In beide Blutzuckergläser je

    5 Tropfen Kaliumjodid-Lösung
   + 1 ml Zinksulfat-Zitronensäurelösung
   + 3 Tropfen Stärkelösung

geben. Mit Natriumthiosulfat aus der Bürette unter ständigem leichten Umschwenken des Blutzuckergläschens Blaufärbung bis zum Umschlag in Weiß titrieren.

Verbrauchte Natriumthiosulfatlösung an der Bürette ablesen. Blutzuckerwert nach der verbrauchten Natriumthiosulfatmenge aus einer Tabelle ablesen. Davon abziehen den ermittelten Leerwert.

Normalwerte:

70 – 120 mg/100 ml

●● b) *Wahre Glukose (BOE)*

Prinzip:

Glukose wird unter katalytischer Einwirkung des Enzyms Glukose-oxydase zu Glukonsäure oxydiert. H_2O_2 wird frei. Bei einer durch Peroxydase katalysierten Reaktion oxydiert das entstandene H_2O_2 O-Dianisidin zu einem braunroten Farbstoff, dessen Menge dem Glukosegehalt proportional ist.

Reagenzien:

1. 0,10 M Phosphatpuffer, P_H 7,0;
   40 μg Peroxydase/ml; 250 μg Glukoseoxydase/ml
2. 6,6 μg O-Dianisidinhydrochlorid/ml
3. 91 μug Glukose/ml
4. Uranylazetat
   (160 mg Uranylazetat p.a.
   900 mg Natriumchlorid p.a.
   100 ml Aqua bidest)

18

Ausführung:

Herstellung der Lösungen (für 20 Bestimmungen)

Lösung 1 Flasche 1 mit 150 ml Aqua bidest lösen
Lösung 2 Flasche 2 mit 2 ml Aqua bidest lösen
Lösung 3 unverdünnt verwenden
Lösung 4 100 Teile Lösung 1 mit 1 Teil Lösung 2 unter kräftigem
Rühren mischen (20°C)

Enteiweißung:

In ein 10 ml-Zentrifugenglas pipettieren:

Uranylazetat 1,00 ml
Blut 0,10 ml

Pipette mehrfach aufziehen und ausspülen.
Zentrifugieren oder filtrieren.

In Reagenzgläser in dieser Reihenfolge pipettieren:

	Leerwert	Standard	Probe
Aqua bidest	0,20 ml	–	–
Lösung 3	–	0,20 ml	–
Überstand nach Enteiweißung	–	–	0,20 ml
Lösung 4	5,00 ml	5,00 ml	5,00 ml

Mischen, 35 min bei Raumtemperatur stehen lassen.
Direktes Sonnenlicht vermeiden. Extinktion der Probe (E-Probe) und
Extinktion des Standards (E-Standard) gegen Leerwert messen.

Wellenlänge: 430 – 480 nm
Schichtdicke: 1 – 2 cm
Messung gegen Leerwert.

Berechnung:

$$\frac{\text{E-Probe}}{\text{E-Standard}} \times 100 = \text{mg } 100 \text{ ml/\% Glukose im Blut}$$

Normalwerte im Vollblut: 50 – 95 mg 100 ml

●● c) *Anilin/Eisessig-Methode*

Prinzip:

Aminobenzole in Eisessig ergeben beim Kochen mit Aldosen und Ketosen einen Farbstoff. Bei der Verwendung von Anilin liegt das Absorptionsmaximum des Farbstoffes bei einer für Filtergeräte günstigen Wellenlänge um 400 nm.

Reagenzien:

Anilin-Eisessig-Reagenz (AER) 6 %-ig
    (Anilin p.a. 60,0 g + 0,125 g Thioharnstoff Eisessig p.a. ad 1000,0)
Standard
    (Stabilisierte Lösung von 100 mg Glukose/100 ml)
Trichloressigsäure 5 %.

Ausführung:

	Probe	Leerwert	Standard
Trichloressigsäure ml	1,0	1,0	1,0
Blut, ml	0,1	–	–
Aqua dest, ml	–	0,1	–
Standard, ml	–	–	0,1

Kurz stehen lassen, dann scharf zentrifugieren
(3 min 3000 UpM)

AER, ml	5,0	5,0	5,0
Überstand, ml	0,5	0,5	0,5

Erhitzen, 10 min bei 100°C,
abkühlen und
bei 405 nm messen.

Berechnung:

mg Blutzucker/100 ml =

$$\frac{\text{Extinktion (Probe)} - \text{Extinktion (Leerwert)}}{\text{Extinktion (Standard)} - \text{Extinktion (Leerwert)}} \times 100$$

Normalwerte:

70 –100 mg /100 ml im Vollblut

20

Fa.:	Methode:	Bestimmungen:	DM:
HA	Hultman-Methode	100 Best.:	19,50
		5-fach Packg.:	55,30
		10-fach Packg.:	103,35
BOE	Farbtest	20 Best.:	9,80
		100 Best.:	20,70
		500 Best.:	50,00
		+ Uranylacetat-Lsg 0,16%-ig	5,00
		+ Perchlorsäure 0,33 N	5,00
ME	Dextrostix (Ames enzymatische Schnellmethode	Packg. m. 25 Teststäbchen	
ME	Merckotest Blutzucker Methode o-Toluidin und enzymatisch	ca. 100 Best.: 500 Best.:	
AS	Blutzuckerpack o-Toluidin	50 Best.:	5,50
		250 Best.:	18,65
ASA	Glucosepack: Glukoseoxydase-Peroxydase = wahre Glukose	100 Best.: 100 Best.:	18,00 22,00

Die Blutzuckerbestimmung ist wahrscheinlich die wichtigste Bestimmung im Labor überhaupt, sie sollte daher auch im Praxislaboratorium nicht fehlen. Je nach Vorhandensein eines Photometers oder nicht empfehlen wir die Methode von *Hagedorn-Jensen* oder die Anilin/Eisessig-Methode.

Calcium (Osteopathien, Störungen im Eiweißstoffwechsel, Myelom)

Die schnellste Methode ist diejenige mit einem Flammenphotometer oder Zusatz zum Spektralphotometer. Solche Geräte sind teuer und weniger für die Praxis geeignet. Es gibt aber verschiedene chemische Methoden, die sehr genau und nicht zu aufwendig sind.

Die Methoden von ASA, AS und HA beruhen alle auf dem komplexometrischen Verfahren von *Ferro* u. *Ham*.

● Wir empfehlen die *Modifikation nach Webster (HA)*

Prinzip:

Das Calcium im Serum (oder Urin) wird als Chloranilat gefällt. Der Calciumniederschlag wird mit Isopropylalkohol gewaschen und mit

Eisen (III)-chlorid zur Lösung gebracht. Die entstandene Farbe des Eisenchloranilkomplexes wird photometrisch gemessen und stellt ein Maß für die Calciummenge dar.

Reagenzien:

1. Chloranilatlösung
2. Calciumstandard
3. Eisen (III)-chloridlösung
   (wird als Konzentrat geliefert, hiervon ist 1 Teil mit 9 Teilen Aqua dest. zu verdünnen)
4. Isopropylalkohol 50 %
   (wasserfreien Isopropylalkohol mit Aqua dest. 1 : 1 verdünnen)

Ausführung:

Serum unverdünnt, Urin 1 : 1 mit Aqua dest. verdünnen.

	Probe	Standard
Serum, bzw. Urin, ml	0,5	—
Standardlösung, ml	—	0,5
Chloranilatlösung, ml	0,5	0,5

30 min stehen lassen.
10 min scharf zentrifugieren (3–5000 UpM),
klaren Überstand vollständig abgießen.

	Rückstand Probe	Rückstand Standard
Isopropylalkohol, ml	5,0	5,0

Gut durchmischen.
10 min scharf zentrifugieren (3 – 5000 UpM).
Klaren Überstand vollständig abgießen.

	Rückstand Probe	Rückstand Standard
Eisen (III)-chlorid-lösung, ml	5,0	5,0

Schütteln, bis der Niederschlag vollständig gelöst ist, dann bei 500 – 560 nm gegen Leerwert messen. Farbe ist ca. 1 Std. stabil.

Berechnung:

$$\frac{\text{Extinktion Probe}}{\text{Extinktion Standard}} \times 10 = \text{mg/100 ml Calcium}$$

Bei der Bestimmung im Urin muß das Ergebnis der Berechnung wegen der vorgeschriebenen Verdünnung mit 2 multipliziert werden.

Normalwerte:

Serum: 9 — 11 mg/100 ml
Urin: 20 mg/100 ml (140 — 365 mg Ausscheidung in 24 Std.)

Fa.	METHODE	Bestimmungen:	DM
ASA	Calciumpack = komplexometrische Methode nach *Ferro-Ham*	100 Best.:	25,00
HA	nach *Webster*	200 Best.:	24,00

Die Einführung einer Calciumbestimmungsmethode ist grundsätzlich zu empfehlen. Die Diagnosestellung von Über- oder Unterfunktionen der Nebenschilddrüse, von Osteopathien, Eiweißstoffwechselstörungen aber auch von metastasierenden Karzinomen wird entscheidend durch den Ca-Wert im Serum erleichtert.

Die beschriebene Methode ist relativ einfach und genau.

Chlorid (Störungen im Elektrolythaushalt)

Es gibt verschiedene Fertigpackungen für diese Bestimmung, wir empfehlen die *merkurimetrische Methode nach Lang o*

Prinzip:

Bei der Titration einer chloridhaltigen Lösung mit Merkurinitrat bildet sich nichtdissoziiertes $HgCl_2$. Nach Bindung aller Chlorionen treten freie Hg-Ionen auf, die eine Blaufärbung mit Diphenylkarbazon ergeben.

Reagenzien:

1. Natriumwolframatlösung 10 %-ig p.a.
2. 1/12 n Schwefelsäure (41,7 ml 1 n H_2SO_4 auf 500 ml mit Aqua dest.)

3. 1/50 n Merkurinitratlösung
4. Alkoholische Diphenylkarbazonlösung 1 %-ig.

Herstellung der Merkurinitratlösung:

2,1661 g Quecksilber (II)oxyd „rot" p.a. werden in möglichst wenig (10 – 20 ml) Salpetersäure, 1,40 gelöst und mit Aqua dest. auf 1 l aufgefüllt.

Ausführung:

Serum	1 ml
Schwefelsäure	8 ml
Natriumwolframat	1 ml

Filtrieren

Filtrat	5 ml
Diphenylkarbazon	4 Tropfen

Mit Merkurinitratlösung bis zur Blaufärbung tritrieren; Umschlagspunkt auf 1 Tropfen genau!

Berechnung:

1 ml der 1/50 n Merkurinitratlösung entspricht 19,95 = 20 mval oder 0,709 mg Chlorid. Da 5 ml Filtrat aus 10 ml Ansatz benutzt werden, ist das Ergebnis mit 2 zu multiplizieren.

Kürzer: Die verbrauchte Menge von Merkurinitrat ist mit 40 zu multiplizieren, um die Chloridkonzentration des Serums in mval/L zu erhalten.

Normalwerte:

95 – 105 mval/L

Fa.	Methode:	Bestimmungen:	DM:
HA	photometrisch: Hg-Chloranilat	60 Best.:	18,90
RO	volumetrisch: Meth. O. u. S.S. *Schales*	300 Mikrobest.:	29,00
ME	Merckotest: Merkurimetrische Titration	ca. 100 Best.:	
ASA	Chloropack: merkurimetrisch	65 Best.:	18,00

Da die Chlorbestimmung sehr einfach durchführbar ist, kann sie für das Praxislaboratorium empfohlen werden. Sie kann allerdings nicht die Bestimmung von Na oder K ersetzen, sondern nur ergänzen.

Cholesterol (Lipoidosen, Glykogenspeicherkrankheit, Störungen im Eiweißstoffwechsel, Arteriosklerose)

Im allgemeinen genügt die Bestimmung des Gesamt-Cholesterols. Das „freie Cholesterol" kann mit Hilfe einer Digitoninfällung ermittelt werden. Gesamt-Cholesterol minus freies Cholesterol liefert die Menge des vorhandenen Cholesterolesters.

Für die Cholesterolbestimmung gibt es sehr viele verschiedene Methoden. Als nicht zu aufwendig und doch genau empfehlen wir die auf der *Liebermann-Burchard*-Reaktion beruhende *photometrische Bestimmung (SH) oo.*

Prinzip:

Cholesterol wird durch die Behandlung mit Essigsäure-Anhydrid und Schwefelsäure in polymere, ungesättigte Kohlenwasserstoffe mit intensiv blaugrüner Farbe übergeführt. Durch Zusatz von 2,5-Dimethylbenzolsulfonsäure werden die Serum-Eiweiße dispergiert. Eine Enteiweißung wird damit überflüssig.

Reagenzien:

Cholesterol-Standard-Lösung 400 mg/100 ml in Eisessig
Cholesterol-Reagenz

Schwefelsäure, konzentriert p.a.

Ausführung:

	Probe	Leerwert	Standard
Cholesterol-Reagenz, ml	5,0	5,0	5,0
Serum, ml	0,1	−	−
Aqua dest., ml	−	0,1	−
Standard-Lösung, ml	−	−	0,1
Gut umschütteln, 10 − 15 min warten			
Konz. Schwefelsäure, ml	1,0	1,0	1,0

Schwefelsäure jedem Röhrchen einzeln unter gutem Schütteln im Wasserbad zugeben, bis sich das Präzipitat gelöst hat. Nach 10 – 20 min im Wasserbad bei 560 – 590 nm (578 nm) Extinktion messen.

Berechnung:

mg Cholesterol/100 ml =

$$\frac{\text{Extinktion Probe} - \text{Extinktion Leerwert}}{\text{Extinktion Standard} - \text{Extinktion Leerwert}} \times 400$$

Normalwerte:

120 – 230 mg/100 ml (davon ca. 50 – 55 % freies Cholesterol)

Fa.	Methode:	Bestimmungen:	DM:
HA	Gesamt-Cholesterol: *Liebermann Burchard*	120 Best.:	25,70
	Freies Cholesterol: *Hoeflmayr-Fried* unter Verwendung der *Liebermann-Burchard-Reaktion*	35 Best.:	25,00
BOE	Farbtest	40 – 115 Best.:	37,60
TR	Gesamt-Cholesterol: kolorimetr. Methode	kompl. Satz f. 100 Best.:	60,00
RO	Gesamt-Cholesterol:	30 Mikrobest.: Ultramikrobest.:	27,00
ME	Merckotest: *Liebermann-Burchard*	ca. 60 Best.:	
AS	nach *Searcy, Carrol* u. *Bergquist,* mod. (Gesamt-Cholesterol)	50 Best.:	21,60
ASA	Cholesterinpack *Searcy-Bergquist*	100 Best.: 400 Best.:	26,00 73,00

Als Suchtest bei Lipoidosen und bei Arteriosklerosegefährdung der Patienten hat sich nach allgemeiner Ansicht die Cholesterolbestimmung immer noch am besten bewährt. Da die angeführte Methode nicht sehr schwierig ist, halten wir sie für das Praxislaboratorium für nützlich.

Cöruloplasmin (Ravin-Test) *(M. Wilson)*

Prinzip:

Messung der enzymatischen Oxydation von p-Phenylendiamin durch Cöruloplasmin. Das Cöruloplasmin katalysiert die Oxydation des farblosen p-Phenylendiamins zu einem bläulichen bis violetten Farbstoff. Der Vorgang wird photometrisch verfolgt. Der Leerwert wird durch Hemmung des Enzyms mit Natrium-Azid ermittelt.

Gebrauchsfertige Testpackung RO

Reagenzien:

Azetat-Puffer; 0,43 M; P_H 5,6

    1,34 ml Eisessig und 26,44 g Na-Azetat
    mit Aqua dest auf 1000 ml lösen.

Substrat-Lösung; 7,95 mM

    36 mg p-Phenylendiamin-Dihydrochlorid in
    25 ml Azetat-Puffer lösen. P_H soll 5,6 sein.
    Frisch herstellen, sehr lichtempfindlich.

Natrium-Azidlösung; 460 mM

    3,0 g Natrium-Azid mit Aqua dest. auf 100 ml lösen.

Ansatz	A	L
Substrat-Lösung, ml	1,0	1,0
Natrium-Azid-Lösung, ml	–	0,2
Serum, ml	0,02	0,02
15 min bei 37°C inkubieren		
Natrium-Azid-Lösung, ml	0,2	–

Extinktion nach 15 min im Photometer bei 546 nm gegen Wasser ablesen.

Berechnung:

mg Cöruloplasmin/100 ml = 237 $(E_A - E_L)$

Normalwerte:

Erwachsene: 44 ± 14
Neugeborene: 10 ± 7

Da der M. *Wilson* sehr selten ist, erübrigt sich die Einführung des Tests in das Routinelabor der Arztpraxis.

Eisen (Eisenstoffwechselstörungen, hämatol. Erkrankungen)

Es gibt eine ganze Reihe von Methoden.

Besonders empfehlenswert sind Methoden unter Verwendung von Bathophenantrolin als sehr spezifischem Farbreagenz. Bei jeder Eisenbestimmung ist besonderer Wert auf eisenfreie Glasgeräte zu legen. Pipetten, Zentrifugen und Reagenzgläser müssen nach jedem Gebrauch mit eisenfreiem Wasser gespült werden. Zur Blutabnahme nur innen polierte V2A-Kanülen verwenden.

●● a) *Eisenbestimmung (HA)*

Prinzip:

Das im Serum komplex gebundene Eisen wird durch Thioglykolsäure enthaltende Trichloressigsäure freigesetzt und in die zweiwertige Form übergeführt. Gleichzeitig wird das Serum-Eiweiß gefällt. Nach Abtrennen des ausgefällten Niederschlages wird ein Teil des klaren Überstandes mit einem Bathophenantrolin-Reagenz versetzt, das mit dem Eisen einen rosa gefärbten Chelatkomplex bildet.

Reagenzien:

1. Eisenreagenz 100 ml
2. Eisen-Standard (250 γ%) 30 ml
3. Fällungs-Reduktionslösung 400 ml

Ausführung

	Probe	Leerwert	Standard
Fäll.-Red. Lösung, ml	2,0	1,2	1,2
Serum, ml	0,5	–	–
Standard	–	–	0,3
Aqua dest.	–	0,3	–

15 min stehen lassen, Probe zentrifugieren

	Probe	Leerwert	Standard
Klarer Überstand	1,5	1,5	1,5
Eisenreagenz	0,4	0,4	0,4

Extinktion von Probe und Standard gegen Leerwert bei 510 – 560 nm
und 1,0 m Schichtdicke messen.

Berechnung:

$$\frac{\text{Extinktion Probe}}{\text{Extinktion Standard}} \times 250 = \gamma/100 \text{ ml Eisen}$$

Normalwerte:

Mann: 90 – 140 γ/100 ml
Frau: 80 – 120 γ/100 ml

Fa.:	Methode:	Bestimmungen:	DM:
HA	Eisenbestimmung *Landers u. Zak*	200 Best.:	36,00
	Eisenbindungskapazität *Neth, mod. v. Fried u. Hoeflmayr*	50 Best.:	28,40
BOE	Eisenbestimmung Farbtest	30 – 80 Best.:	28,50
RO	Eisenbestimmung *Landers u. Zak*	50 – 90 Makrobest.:	30,00
ME	Eisenbestimmung Merckotest: Methode Bathophenantrolin-disulfonsäure	ca. 100 Best.:	
	Eisenbindungskapazität Merckotest	ca. 80 Best.:	
AS	Eisenbestimmung nach *Peters*	50 Best.:	13,05
ASA	Eisenbestimmung Ferropack: Bathophe-nantrolin	100 Best.: 250 Best.:	28,00 61,00
	Eisenbindungskapazität Tebk-Pack: Bathophenan-trolin *Caraway*	100 Best.:	29,00

Da die Eisenbestimmung immer wieder für eine ganze Reihe von Erkrankungen und für therapeutische Erwägungen von Wichtigkeit ist, sollte sie in das Standardprogramm des Praxislabors mit aufgenommen werden.

b) *Eisenbindungskapazität (HA)* oo (Eisenstoffwechselstörungen)

Prinzip:

Das im Serum vorhandene, nicht mit Eisen beladene Transferrin wird durch Zusatz einer Eisenlösung mit Eisen abgesättigt. Das überschüssige Eisen wird von Magnesium-Karbonat quantitativ absorbiert. Die dazu benötigte Magnesiumkarbonatmenge wird erst während der Ausführung der Bestimmung gefällt.

Durch Zentrifugieren wird das überschüssige Eisen, das an das Magnesiumkarbonat gebunden ist, abgetrennt.

Mit der überstehenden klaren Lösung wird eine Eisenbestimmung durchgeführt, deren Wert die Gesamt-EBK darstellt. Aus der Differenz einer vorangehenden Eisenbestimmung und der Gesamt-EBK errechnet sich die freie EBK.

Reagenzien:

1. Eisen-Magnesiumlösung 50 ml
2. Natrium-Karbonat-Lösung 25 ml
3. Eisenreagenz 50 ml
4. Eisenstandard (250 γ/100 ml) 15 ml
5. Fällungs-Reduktionslösung 200 ml

Ausführung

	Probe
Serum ml	0,5
Eisen-Magnesium-Lösung	1,0

kräftig schütteln und 5 min stehen lassen

Na-Karbonatlösung	0,5

40 min unter gelegentlichem Umschütteln stehen lassen, dann scharf abzentrifugieren.

	Probe	Leerwert	Standard
Fällungs-Reduktions-lösung, ml	2,0	1,2	1,2
Klarer Überstand, ml	0,5	–	–
Standard, ml	–	–	0,3
Aqua dest., ml	–	0,3	–

15 min stehen lassen, Probe zentrifugieren.

	Probe	Leerwert	Standard
Klarer Überstand, ml	1,5	1,5	1,5
Eisenreagenz	0,4	0,4	0,4

Extinktion von Probe und Standard gegen Leerwert bei
510 – 560 nm und Schichtdicke 1,0 cm messen.

Berechnung:

$$\frac{\text{Extinktion Probe}}{\text{Extinktion Standard}} \times 1000 = \gamma/100 \text{ ml Gesamt-EBK}$$

Gesamt-EBK-Eisengehalt des Serums = freie EBK

Normalwerte f. Gesamt-EBK:

Männer: 300 – 400 γ/100 ml
Frauen: 250 – 350 γ/100 ml

Für das kleine Praxislabor ist diese Methode nicht notwendig, wenn auch die Aussagekraft derselben häufig besser ist als die der einfachen Bestimmung des Eisenwertes im Serum.

Elektrophorese (Osteopathien, Störungen im Eiweißstoffwechsel, Myelom, Makroglobulinämie)

Prinzip:

Ein Serumeiweißgemisch in alaklischer Pufferlösung zeigt im elektrischen Feld dank seiner amphoteren Eigenschaften unterschiedliche Wanderungsgeschwindigkeiten seiner einzelnen Komponenten. Diese Eigenschaft erlaubt eine Trennung der Serumeiweißkörper in einzelne Fraktionen.

Neben der ursprünglichen, von *Tiselius* entwickelten Standardelektrophoreseapparatur hat sich heute für die klinische Untersuchung das Verfahren der Papierelektrophorese durchgesetzt. Das Prinzip dieser Methode besteht darin, daß man auf einen mit einer Pufferlösung getränkten Papierstreifen mittels einer Mikropipette einen dünnen Serumstreifen aufträgt und in ein elektrisches Feld bringt. Entsprechend ihrer unterschiedlichen Wanderungsgeschwindigkeit geben die einzelnen Fraktionen sich gut absetzende Banden, die nach Beendigung der Elektrophorese mit Amidoschwarz gefärbt und sichtbar gemacht werden können. Nach entsprechender Präparation des Papierstreifens werden diese Banden photometrisch ausgemessen und hieraus die Konzentrationswerte der einzelnen Serumeiweißfraktionen bestimmt. Eine weitere Verbesserung brachte die Einführung der Cellulose-Acetat-Folienelektrophorese.

Normalwerte:

Albumine	45 – 55 %
α_1-Globuline	5 – 8 %
α_2-Globuline	8 – 13 %
β-Globuline	11 – 17 %
γGlobuline	15 – 25 %

Zur Durchführung der Elektrophorese werden ca. 3 ml Blut, bzw. Serum benötigt.

*Apparatur sh.Teil: Geräte

Wenn irgend möglich, sollte eine Elektrophoreseapparatur angeschafft werden, da die Aussagekraft der Ergebnisse bei vielen Erkrankungen sehr groß ist und manche andere Bestimmungen (z.B. Eiweiß-Labilitätsproben) dadurch unnötig werden.

Fibrinogen (Plasmozytom)

Die photometrische Fibrinogenbestimmung ist relativ umständlich.

Zum Nachweis einer Hypofibrinogenämie genügt der

● *Objektträger-Schnelltest (TR)*

---

*Neuerdings gibt die Firma HA eine Packg. Elektrophorese heraus, die die notwendigen Reagenzien (Pufferlösung, Färbelösung, Entfärbelösung, Elutionslösung) enthält.
Preis für 30 Bestimmungen   49,00 DM

Reagenzien:

1. Latex-Anti-Human-Fibrinogen-Reagenz
2. Glyzin-Kochsalz-Pufferlösung
3. Kontrollserum

Ausführung:

1. Mit Hilfe der beigegebenen Kapillarpipette überträgt man 1 Tropfen Patientenblut in eines der mit Glyzin-Kochsalz-Pufferlösung gefüllten Fläschchen und mischt.
2. In ein Oval der Testkarte gibt man 1 Tropfen der verdünnten Blutprobe und in das andere Oval 1 Tropfen des normalen Kontrollserums.
3. Jedem Oval werden 2 Tropfen des Latex-Anti-Human-Fibrinogen-Reagenzes hinzugefügt.
   Unter der Benutzung von separaten Stäbchen wird jedes der Reaktionsgemische verrührt und über eine Fläche von ca. 20 x 25 mm^2 ausgebreitet.
4. Man kippt die Testkarten für 15 – 20 Sek von einer Seite zur anderen und beobachtet die Agglutination.

Bewertung:

Blutproben mit einem Plasma-Fibrinogen-Spiegel von 100 mg/100 ml oder weniger zeigen in dem Antikörper-Antigen-System des FI-Testes keine Agglutination. Eine Agglutination, die etwa in der Stärke derjenigen der Normalkontrolle entspricht, zeigt einen normalen Fibrinogenspiegel von 250 – 400 mg/100 ml an.

Fa.:	Methode:	Bestimmungen:	DM:
TR	FI-Test, zur Bestimmung der Hypofibrinogenämie	1 kompl. Satz für 6 Best.	56,80
RO	*Reiner u. Cheung*	100 Makrobest.:	25,40
HA	*Reiner u. Cheung*	50 – 100	19,50

Auf die Einführung dieser Methode kann verzichtet werden.

Galaktose (Galaktosämie)

Neben den herkömmlichen Methoden ist uns eine Fertigpackung bekannt: HA

Prinzip:

Die Aldolasezucker Galaktose und Glukose geben mit o-Toluidin in Eisessig eine Farbreaktion, deren Intensität ein Maß für den vorhandenen Zucker ist. Die Bestimmung der Galaktose neben der Glukose gelingt dadurch, daß man mit Hilfe von Glukose-Oxydase die Glukose zerstört und die verbleibende Galaktose bestimmt.

Reagenzien:

1. Enzym-Puffertabletten, 50 Stück
2. Farbreagenz, 1000 ml
3. Galaktose Standard 100 mg, 5 ml
4. Trichloressigsäure, 5 %

Ausführung:

	Probe	Leerwert	Standard
Aqua dest., ml	0,5	0,7	0,5
Blut oder Urin, ml	0,2	—	—
Standard, ml	—	—	0,2
Enzym-Puffertabl.	x	x	x

Umschütteln, die Tabl. zerfallen lassen. Dann sämtliche Gläser bei 37° 1 Std. stehen lassen.

	Probe	Leerwert	Standard
Trichloressigsäure, ml	1,0	1,0	1,0

10 min zentrifugieren

	Probe	Leerwert	Standard
Farbreagenz	2,0	2,0	2,0
Klarer Überstand	0,2	0,2	0,2

8 min in schwach kochendes Wasserbad stellen.
Dann abkühlen lassen und gegen Leerwert bei 560 nm (580 – 630 nm ist noch besser) messen.
Schichtdicke: 1,0 cm.

Berechnung:

$$\frac{\text{Extinktion Probe}}{\text{Extinktion Standard}} \times 100 = \text{mg/100 ml Galaktose}$$

Normalwerte:

Blut bis ca. 17 mg/100 ml
Urin bis ca. 50 mg/100 ml

Fa.:	Methode:	Bestimmungen:	DM:
HA	o-Toluidin-Methode nach *Watson*	50 Best.:	25,00

Da die Galaktosämie selten ist, braucht diese Untersuchungsmethode nicht für die Routine eingeführt zu werden.

Gesamt-Eiweiß (Osteopathien, Störungen im Elektrolythaushalt und viele andere Indikationen)

Das Gesamt-Eiweiß im Serum kann man auf verschiedene Weisen bestimmen und zwar refraktometrisch, kjeldahlometrisch und chemisch.

Wir empfehlen die Biuretmethode, für die von verschiedenen Firmen Testpackungen geliefert werden, z.B.

Biuretmethode (*RO*)

Prinzip:

Stoffe mit mindestens 2 Peptidbindungen geben mit Kupfersalzen in alkalischer Lösung eine violette Färbung, deren Intensität direkt der Anzahl der Peptidbindungen proportional ist. Die einfachste Verbindung, die noch eine positive Reaktion gibt, ist das Biuret, das beim Erhitzen aus Harnstoff entsteht.

Reagenzien:

1. Biuret-Stammlösung NaOH 0,4 N; KNa-Tartrat 32 mM, $CuSO_4$ 12 mM; KJ 6 mM.
2. Verdünnungslösung: NaOH 2N; KJ 30 mM
3. Biuret-Reagenz: Ein Gemisch von 10 ml Biuret-Stammlösung und 8 ml Verdünnungslösung mit Aqua dest. auf 100 ml auffüllen.
4. Natriumchlorid-Lösung: 8,5 g NaCl werden in 1000 ml Aqua dest. gelöst.
5. Eiweiß-Standard: 5 g/100 ml

Ausführung:

	Probe	Proben-Leerwert	Reagenzien Leerwert	Standard
Biuret-Reagenz, ml	5,0	—	5,0	5,0
NaCl-Lösung, ml	—	5,0	0,1	—
Serum, ml	0,1	0,1	—	—
Standard, ml	—	—	—	0,1

35

30 min warten und Extinktion bei einer Wellenlänge zwischen 530 und 560 nm gegen Aqua dest. messen.

Berechnung:

g Eiweiß/100 ml =

$$\frac{E_{Probe}\text{-}E_{Probenleerwert}\text{-}E_{Reagenzienleerwert}}{E_{Standard}\text{-}E_{Reagenzienleerwert}} \times 5{,}0$$

E = Extinktion

Normalwerte:

Erwachsene:	6,5 − 7,7 g/100 ml
Kinder unter 6 Jahren:	5,4 − 7,8 g/100 ml

Fa.:	Methode:	Bestimmungen:	DM:
HA	Methode *Biuret*	166 Best.:	18,90
RO	Methode *Biuret* *Kingsley u. Reinhold*	100 Mikrobest.:	15,00
ASA	Methode *Biuret* Eiweißpack	500 Best.:	19,00

Die Gesamt-Eiweißbestimmung gehört wegen ihrer großen Bedeutung und vielseitigen Aussage unbedingt zum Standardprogramm auch des kleinen Praxislabors.

Gesamt-Fett (Lipoidosen, Glykogenspeicherkrankheit)

Die bisherigen Verfahren waren wegen der notwendigen Extraktion und wegen des genauen Abwiegens recht umständlich. (Die Methode von BOE für Glyzerin und Neutralfett ist sehr gut.) Wir möchten wegen der sehr einfachen Durchführung einen der von mehreren Firmen gelieferten Fertigtest empfehlen, die alle auf der Reaktion mit einem Phosphorsäure-Vanillin-Reagenz bezuhen, z.B.

●● *Gesamt-Fett (ME)*

Prinzip:

Das Serum wird ohne vorheriges Enteiweißen mit konzentrierter Schwefelsäure erhitzt und anschließend mit Phosphoräsure-Vanillin-Reagenz angesetzt. Bei der sog. Sulfophosphovanillin-Reaktion bilden die Serumlipide einen rosa Farbstoff, welcher photometrisch bestimmt wird. Der Gesamtfettgehalt des Serums ergibt sich durch Vergleich mit einem eingestellten Standard.

Reagenzien:

1. Farbreagenz (11,2 M Phosphorsäure, 0,01 M Vanillin)
2. Standard (entsprechend 1000 mg Lipid/100 ml)
3. Schwefelsäure 95 — 97 % (etwa 1,84) z. Analyse.

Ausführung:

	Probe	Leerwert	Standard
Serum, ml	0,5	—	—
Standard, ml	—	—	0,05
Schwefelsäure, ml	2,0	—	2,0

gut mischen, abgedeckt 10 min in siedendem Wasser erhitzen, 5 min in kaltem Wasser abkühlen. Von diesem Reaktionsgemisch in ein frisches Reagenzglas pipettieren.

	Probe	Leerwert	Standard
Reaktionsgemisch, ml	0,1	—	0,1
Schwefelsäure, ml	—	0,1	—
Farbreagenz, ml	2,0	2,0	2,0

mischen, nach 40 — 50 min Extinktionen der Probe und des Standards gegen Leerwert messen. Extinktion bei 530 nm, Schichtdicke 1,0 cm.

Berechnung:

$$\text{Gesamtlipidgehalt} = \frac{\text{Extinktion Probe} \times 1000}{\text{Extinktion Standard}} \text{ mg/100 ml}$$

Normalwerte:

400 — 700 mg/100 ml

Fa.:	Methode:	Bestimmungen:	DM:
BOE	UV-Test	3 x 17 Best.:	71,10
HA	Reaktion m. Vanillinaldehyd	150 Best.:	24,60
ASA	Lipopack	100 Best.:	23,00
ME	Reaktion mit Vanillinaldehyd	50 — 150 Best.:	

Neben der Cholesterolbestimmung ist dieses die wichtigste Such-
methode zur Erkennung von Lipoidosen – wichtig auch im Hinblick
auf die Arteriosklerose. Diese Bestimmung ist daher auch für das
Praxislabor zu empfehlen.

Hämatokrit (Störungen im Wasser- und Elektrolythaushalt)

Bestimmung des Volumens der Gesamterythrozyten gibt das Verhältnis
von Plasma und Blutkörperchenvolumen an. Die Bestimmung wird in
besonders geformten Hämatokritröhrchen vorgenommen. Aufziehen
des Blutes bis Teilstrich 100 unter Verwendung von Natriumoxalat
1,3 %-ig oder Heparin. 30 min lang scharf zentrifugieren bei 3000 UpM.

Das Erythrozytenvolumen kann dann in Prozenten an der Höhe der
Blutkörperchensäule direkt abgelesen werden. Empfehlenswert sind
Spezialhämatokritzentrifugen.
(sh. Kapitel β-L-Immunokrit oder Verzeichnis der Geräte).

Normalwerte:

Männer: 40 – 48 %
Frauen: 36 – 42 %

Die Anschaffung einer Hämatokritzentrifuge kann wegen ihrer Vielsei-
tigkeit empfohlen werden. Die Bestimmung des Hämatokrit ist eine
wichtige Methode und oft der Hämoglobinbestimmung überlegen.

Harnsäure (Gicht, Myelom, Störungen des Wasser- und Elektrolythaushaltes)

Die meisten Methoden beruhen auf der Reaktion mit Phosphorwolfram-
säure. Die einzige spezifische Methode ist jedoch die fermentchemische
mit Urikase. Hierfür gibt es einen Test nach *BOE*:

●● *Harnsäure (BOE)*

Prinzip:

Harnsäure hat ein Absorptionsmaximum zwischen 290 – 293 nm,
während die Endprodukte nach Umsetzung mit Urikase bei dieser
Wellenlänge keine Absorbtion geben. Die Abnahme der Extinktion wird
gemessen und ist proportional zu der Harnsäuremenge, die ursprünglich
vorhanden war.

Reagenzien:

1. 0,2 M Borat-Puffer, P_H = 9,5
2. 2 mg Urikase/ml

Ausführung:

Serum unverdünnt verwenden, Harn 1,00 ml mit 9,00 ml physiol. Kochsalzlösung verdünnen.
In eine Küvette pipettieren.

Lösung 1, ml	3,00
Serum (oder Harn) ml	0,05

Mit Plastikspatel mischen, Extinktion E_1 messen

Lösung 2, ml	0,02

mischen, nach 10 min Extinktion E_2 messen; $E_1 - E_2 = \Delta E$

Berechnung:

E x 81,8 = mg/100 ml Harnsäure im Serum
E x 818 = mg/100 ml Harnsäure im Harn

Normalwerte:

Serum: Männer: 2,6 – 6,8 mg/100 ml
       Frauen: 2,0 – 6,3 mg/100 ml
Harn: 0,25 – 0,75 g/24 Std.

Fa.:	Methode:	Bestimmungen:	DM:
HA	Phosphorwolframsäure	150 Best.:	34,00
BOE	UV-Test, Enzymatische Best.	30 Best.:	54,60
AS	Phosphorwolframsäure (Folin-Denis)	50 Best.:	12,15
ASA	Phosphorwolframsäure: Harnsäurepack n. *Heilmeyer u. Krebs*	50 Best.: 250 Best.:	17,00 57,00

Die Bestimmung der Harnsäure ist zur Diagnosestellung der Gicht unerläßlich, aber auch bei Störungen des Wasser- und Elektrolythaushaltes unentbehrlich. Für Laboratorien mit Photometer ist die beschriebene Methode gut durchführbar. Sie ist exakt und daher besonders zu empfehlen.

Harnstoff (Harnstoff-N) (Störungen im Wasser- und Elektrolythaushalt)

Für diese so besonders wichtige Bestimmung gibt es verschiedene Methoden. Die meisten machen sich die Spaltung von Harnstoff durch das Ferment-Urease zunutze. Die adäquat gebildete Menge Ammoniak wird entweder mit Nesslers-Reagenz oder nach der Berthelotschen Reaktion bestimmt. Wir empfehlen letzteres Verfahren. Fertigtests von mehreren Firmen stehen zur Verfügung. Die von 2 Firmen herausgebrachten Teststreifen für Harnstoff können wir bestenfalls als orientierende Methode empfehlen. Der Harnstoff-N läßt sich aus dem Harnstoff errechnen.

● ● *Harnstoffbestimmung (Berthelot-Reaktion) (AS)*

Prinzip

Urease katalysiert die hydrolytische Spaltung von Harnstoff zu CO_2 und NH_3. Ammoniak bildet mit Hypochlorsäure Chloramin, das sich mit Phenol und Sauerstoff über p-Chinonchlorimin zu einem Indophenolfarbstoff umsetzt. Nitroprussidnatrium beschleunigt den Reaktionsablauf. Eine vorhergehende Enteiweißung ist nicht nötig.

Reagenzien:

1. Urease-Mischung: 100 mg Urease in 100 ml
2. Harnstoff-Standard-Lösung: 30 mg Harnstoff/100 ml
3. Natriumhypochloritlösung
   Natriumhypochlorit 11 mM
   Natriumhydroxyd p.a. 0,125 M
   Zur Herstellung der fertigen Gebrauchslösung Inhalt der Flasche auf 250 ml mit Aqua dest. verdünnen.
4. Phenol-Reagenz
   Phenol p.a. 0,106 M
   Natriumnitroprussid p.a. 0,17 mM
   Zur Herstellung der Gebrauchslösung Inhalt der Flasche in heißem Wasser verflüssigen und unter gutem Ausspülen der Flasche auf 250 ml mit Aqua dest. verdünnen.

5. Kontrollserum mit bekanntem Harnstoff-N-Gehalt (z.B. Lab-Trol sh. Abschnitt Kontrollseren)

Patienten- und Kontroll-Serum, sowie Standardlösung jeweils 1 : 10 verdünnen.

	Probe	Kontrolle	Standard	Leerwert
Ureasemischung, ml	0,1	0,1	0,1	0,1
Harnstoff-Standard, ml	—	—	0,2	—
Probe, ml	0,2	—	—	—
Kontrollserum, ml	—	0,2	—	—

15 min Wasserbad bei 37°C

Phenol-Reagenz, ml	5,0	5,0	5,0	5,0
Natrium-Hypochlorit, ml	5,0	5,0	5,0	5,0

Gründlich mischen. 30 min im Wasserbad bei 37°C inkubieren. Photometrieren bei 550 nm gegen Leerwert.

Berechnung:

$$\frac{\text{Extinktion Probe}}{\text{Extinktion Standard}} \times 30 = \text{mg Harnstoff in 100 ml der Probe}$$

$$\frac{\text{Extinktion Kontrollserum}}{\text{Extinktion Standard}} \times 30 = \text{mg Harnstoff in 100 ml des Kontrollserums}$$

Umrechnung von Harnstoff in Rest-N

$$\text{Rest-N} = \frac{\text{mg Harnstoff/100 ml}}{1,284}$$

Für Harnstoffkonzentration über 50 mg/100 ml nach v. Slyke:

Rest-N = 10 + 0,5 x mg Harnstoff/100 ml

Normalwerte:

Harnstoff:	25 — 38 mg/100 ml
Harnstoff-N:	12 — 18 mg/100 ml

Fa.:	Methode:	Bestimmungen:	DM:
GÖ	Harnstoff: Urastrat	50 Teststreifen 250 Teststreifen	49,00 161,23
HA	Harnstoff-N Meth. Diacetylmonoxim *Coulombe + Favreau*	100 Best.:	17,00
BOE	Harnstoff Farbtest	80 Best.: 250 Best.:	15,70 38,70
TR	Harnstoff + −N kolorimetr. kompl. Satz für	100 Tests	48,45
RO	Berthelot	130 Mikrobest.:	48,00
AS	Urease nach Berthelot:	50 Best.:	7,55
ASA	Harnstoffpack:	200 Best.:	17,00

Die Bestimmung des Harnstoff-N für die Beurteilung einer Niereninsuffizienz oder einer Störung im Wasser- und Elektrolythaushalt ist eine der wichtigsten Labormethoden überhaupt. Sie ist einfacher durchzuführen als eine Rest-N-Bestimmung und sollte auch im Praxislabor nicht fehlen.

Immunoelektrophorese (Störungen im Eiweißstoffwechsel, Myelom, Makroglobulinämie)

Prinzip:

Die Immunoelektrophorese stellt ein kombiniertes Untersuchungsverfahren dar, das auf der Anwendung der Elektrophorese in Verbindung mit immunologischen Reaktionen beruht. Dabei werden die Proteine zunächst elektrophoretisch in ihre verschiedenen Fraktionen aufgetrennt und anschließend der Einwirkung eines präzipitierenden Antiserums ausgesetzt, wodurch es beim Zusammentreffen mit den homologen Antigenen zu spezifischen Fällungen gut nachweisbarer Immunkörperpräzipitate kommt. Auf diese Weise ist es möglich, über die elektrophoretische Trennung hinaus eine weitere Differenzierung und Charakterisierung der in einem Proteingemisch enthaltenen Eiweißkomponenten vorzunehmen.

Die von *Grabar* u. *Williams* 1953 erstmals entwickelte Immunoelektrophorese wird routinemäßig heute meistens in der Modifikation nach *Scheidegger* als Mikromethode auf dem Objektträger durchgeführt. Das technische Prinzip ist folgendes:

Das zu untersuchende Proteingemisch (Serum, Exsudat, Extrakte o.ä.) wird in ein Agar-Gel verbracht und dort unter der Einwirkung eines elektrischen Feldes elektrophoretisch aufgetrennt. Anschließend füllt man in eine Rinne, die man in etwa 3 – 5 mm Abstand von den aufgetrennten Eiweißkörpern parallel zur Achse der elektrophoretischen Wanderung aus dem Agar ausgehoben hat, ein an präzipitierenden Antikörpern reiches Immunserum ein und läßt dies senkrecht gegen die getrennten Proteinfraktionen diffundieren. Wenn die Antikörper bei der Diffusion auf entsprechende Mengen ihrer homologen Antigene stoßen, bilden sich im Agar gut sichtbare, bogenförmige spezifische Präzipitate. Diese lassen sich dann durch Anfärbung mit verschiedenen Farbstoffen (z.B. Azokarmin, Indigokarmin, Amidoschwarz oder Bromphenolblau) noch besser sichtbar machen oder weiter differenzieren (z.B. durch Färbung der Lipoproteide mittels Sudan oder Oil red 0, Spezialfärbungen für Cöruloplasmin oder Haptoglobin, usw.) und schließlich photographisch registrieren.

Bewertung:

Im Vergleich zur freien Elektrophorese oder der Elektrophorese auf Papier erlaubt die Immunoelektrophorese auch eine Differenzierung solcher Komponenten, die eine gleiche oder ähnliche elektrophoretische Wanderungsgeschwindigkeit aufweisen. So ist es gelungen, statt der bekannten 5 Serumeiweißfraktionen bis heute über 20 verschiedene Eiweißkomponenten im normalen menschlichen Serum nachzuweisen und näher zu identifizieren. Allerdings gestattet die Immunoeleketrophorese nur eine qualitative und keine quantitative Bestimmung der verschiedenen Serumeiweißkörper. Je nach Verwendung von multivalenten oder monovalenten spezifischen Antiseren lassen sich über die allgemeine Analyse hinaus auch spezielle Fragestellungen beantworten.

Zur Durchführung der Immunoelektrophorese werden ca. 3 ml Blut oder Serum benötigt.

Apparatur

sh. Teil: Geräte

Diese Methode überschreitet den Rahmen des Praxislabors und wird in Speziallaboratorien durchgeführt. Dorthin müssen entsprechende Seren eingeschickt werden.

Kalium (Störungen des Wasser- und Elektrolythaushaltes)

Kalium kann leicht und genau mit Hilfe der Flammenphotometrie bestimmt werden.

● ● Die chemische Bestimmung ist schwierig. Nach der Methode *Fried* u. *Hoeflmayr* hat die Fa. Dr. Heinz Haury, München eine Fertigpackung entwickelt:

Prinzip:

Das Kalium wird als Hexanitrokobaltiat gefällt. Das Fällungsreagenz wird erst während der Analyse bereitet, indem die haltbaren Lösungen von Kobaltnitrat und Natriumnitrit getrennt zugegeben werden. Durch Zusatz von festem Natriumazetat wird der Ansatz gepuffert und somit eine quantitative Fällung des Kaliums bewirkt. Der wasserunlösliche Niederschlag wird mit Wasser gewaschen und in Salpetersäure unter Erwärmen gelöst. Mit Rhodanidionen wird ein blaues Kobaltrhodanid erzeugt, dessen Farbintensität ein Maß für die im Serum (bzw. Urin) vorhandene Kaliummenge ist.

Reagenzien:

1. Kobaltlösung 5 ml
2. Nitritlösung 10 ml
3. Rhodanidlösung 100 ml
4. Standardlösung entspricht 20 mg% Kalium 10 ml
5. Natriumazetat 5 g
6. Trichloressigsäure 5 %-ig
   (5 g Trichloressigsäure mit Wasser auf 100 ml auffüllen)
7. Salpetersäure 4 %-ig.
   (4 ml konz. Salpetersäure (=64 %-ig) + 60 ml dest. Wasser).

Ausführung:

Die Kaliumbestimmung muß sehr sorgfältig ausgeführt werden. Die angegebenen Zeiten zum Zentrifugieren sind einzuhalten, damit der Niederschlag vom Überstand gut abzutrennen ist. Bis zur vollständigen Beherrschung der Arbeitstechnik wird das Ansetzen von Doppelbestimmungen empfohlen.

Serum unverdünnt, Urin 1 : 10 mit dest. Wasser verdünnt verwenden.

NB: Das Serum muß nach Blutentnahme möglichst rasch von den Erythrozyten getrennt werden, um eine Diffusion von Kalium in das Serum zu verhindern. Hämolytische Seren sind ungeeignet.

Die Reagenzien werden nach folgendem Schema zusammengegeben (für Analyse Zentrifugenglas verwenden):

	Analyse	Standard
Serum bzw. verd. Urin	0,5	—
Trichloressigs. 5 %	1,5	—
	umschütteln, nach 5 min abzentrifugieren, vom klaren Überstand 1,0 ml zur Analyse einsetzen	
Überstand	1,0	—
Na-Azetat	ca. 200 mg	—
Kobalt-Lösung	0,2	—
Nitritlösung	0,5	—
	1 Std. im Kühlschrank unter öfterem Umschwenken stehen lassen. Danach den Niederschlag scharf abzentrifugieren (25-30 min) den klaren Überstand verwerfen.	
Rückstand	+	—
dest. Wasser	3,0	—
	Erneut scharf abzentrifugieren (25-30 min) und den klaren Überstand verwerfen. Gläser jeweils umgekehrt auf Filterpapier stellen, damit Überstand ganz abläuft.	
Rückstand	+	—
Salpetersäure 4 %	0,5	—
	ca. 1 min in kochendes Wasserbad zur Lösung des Niederschlages stellen, dann abkühlen lassen.	
Standardlösung		0,5
Rhodanidlösung	2,5	2,5
	gut mischen, Extinktion gegen dest. Wasser als Leerwert bei 580-625 nm messen (günstige Schichtdicke 10 mm).	

Berechnung:

$$\frac{\text{Extinktion Analyse}}{\text{Extinktion Standard}} \times 5{,}12 = \text{mval/Liter}$$

Bei der Bestimmung im Urin muß das Ergebnis entsprechend der Verdünnung mit 10 multipliziert werden.

Normalwerte:

Serum: 3,5 – 5,5 mval/Liter
Urin: Tagesausscheidung etwa 1,5 – 3,5 g

Fa.:	Methode:	Bestimmungen:	DM:
HA	*Fried u. Hoeflmayr*	20 Best.:	18,90
ASA	„Kaliumpack"	100 Best.:	37,00

Die Kaliumbestimmung ist eine sehr wichtige Methode, weil starke Abweichungen von der Norm das Leben des Patienten gefährden können. Leider ist eine schnelle und exakte Bestimmung nur mit einem Flammenphotometer möglich. Wenn die Anschaffung für das Praxislabor möglich ist, so können alle Elektrolyte in idealer Weise bestimmt werden. Die chemische Methode ist recht umständlich und daher für das Praxislabor kaum zu empfehlen.

Ketonkörper (Diabetes)

Salizylaldehydmethode (Rausch-Stroomann) oo

Prinzip:

Eingehen einer Verbindung des Azetons mit 2 Molekülen Salizylaldehyd zu Di-o-oxybenzalazeton. Photometrische Messung.

Reagenzien:

Natriumfluorid, fest
20 %-ige Trichloressigsäure-Lösung
Gesättigte Natriumbisulfatlösung:
ca. 400 g wasserfreies Natriumbisulfat in 200 ml Wasser
10 %-ige Kaliumbichromat-Lösung
10 %-ige Lösung von Salizylaldehyd in reinem, absolutem Aethanol
11,3 n Kalilauge: ca. 63,3 g zu 100 ml gelöst.

Blut wird mit Na-Fluorid ungerinnbar gemacht und kann – gut verkorkt – im Kühlschrank aufbewahrt werden. 2 – 4 ml Fluoridblut mit der gleichen Menge 20 %-iger Trichloressigsäure versetzen, schütteln, zentrifugieren. 0,5 – 4 ml Zentrifugat in einen Destillationsapparat (s.u.) füllen und mit 10 ml gesättigter Natriumbisulfatlösung nachspülen. Azeton wird quantitativ überdestilliert und in der Vorlage in Wasser aufgefangen. Im nächsten Arbeitsgang werden zu der im Destillationsraum verbliebenen Flüssigkeit ca. 1 ml 10 %-ige Kalium-Bichromatlösung zugefügt. Die Oxydation der β-Oxybuttersäure zu Azeton geht langsam vor sich, daher muß 6 min destilliert werden.

Farbreaktion:

In 10,0 ml Destillat 8,0 ml der 11,3 n KOH und mit 10 %-igem Salizylaldehyd bis zur Marke 20 auffüllen.
20 min Wasserbad 46°.
Danach 30 min im Eisbad
Farbreaktion bei 546 nm.

Berechnung aufgrund von Eichkurven.
Der Wert für β-Oxybuttersäure wird erhalten, wenn man den Wert für Azeton mit 1,79 multipliziert.

Normalwerte:

0,5 – 3,0 mg/100 ml Gesamtketonkörper

Grobe orientierte Probe:

Fa.:	Methode:	Bestimmungen:	DM:
ME	Ketostix	40 Stäbchen	4,15

Bestimmungen von Ketonkörpern im Blut werden in der Praxis kaum durchgeführt.

Kreatinin (Störungen des Wasser- und Elektrolythaushaltes)

Die Methoden für die Kreatininbestimmung beruhen alle auf der Jaffeschen Reaktion mit Pikrinsäure.

Testpackungen von mehreren Firmen stehen zur Verfügung.

Kreatininbestimmung (AS)

Prinzip:

Nach Enteiweißung mit Pikrinsäure-Lösung ergibt Kreatinin im alkalischen Milieu gemäß Jaffe-Reaktion einen gelbroten Farbkomplex.

47

Reagenzien:

1. Kreatinin-Standard-Lösung:
   100 mg Kreatinin in 100 ml 0,1 N Salzsäure-Lösung.
   Zur Herstellung einer Arbeitslösung mit 2 mg
   Kreatinin/100 ml diese Lösung 1 : 50 mit Aqua dest. verdünnen.
2. Natronlauge 2,5 N
3. Pikrinsäure-Lösung 65 mM
4. Kontrollserum mit bekanntem Kreatiningehalt
   (Labtrol o.a. sh. Liste der Kontrollseren)

Ausführung:

	Probe	Kontrollserum	Standard	Leerwert
Kreatinin-Standard-Lösung, ml	–	–	2	–
Patientenserum, ml	2	–	–	–
Kontrollserum, ml	–	2	–	–
Aqua dest., ml	–	–	–	2
Pikrinsäure-Lösung, ml	6	6	6	6

Gut mischen, Glas Probe- und Kontrollserum 5 min bei 3000 UpM zentrifugieren.

	Probe	Kontrollserum	Standard	Leerwert
Kreatinin-Standard, ml	–	–	5	–
Überstand Probe, ml	5	–	–	–
Überstand Kontrollserum, ml	–	5	–	–
Leerversuch, ml	–	–	–	5
Natronlauge, ml	0,5	0,5	0,5	0,5

Mischen. Exakt 20 min bei Zimmertemperatur stehen lassen.
Photometrieren bei 550 nm.
Schichtdicke 1,0 oder 2,0 cm.

Berechnung:

$$\frac{\text{Extinktion Probe}}{\text{Extinktion Standard}} \times 2 = \text{mg Kreatinin in 100 ml Serum}$$

$$\frac{\text{Extinktion Kontrollserum}}{\text{Extinktion Standard}} \times 2 = \text{mg Kreatinin in 100 ml Kontrollserum}$$

Normalwerte:

0,6 – 1,1 mg %

Fa.:	Methode:	Bestimmungen:	DM:
HA	Pikratmethode nach *Kingsley-Schaffert*	100 Best.:	15,10
BOE	Farbtest	30 – 90 Best.:	12,70
AS	Jaffe-Reaktion	50 Best.:	5,95
ASA	Kreatininpack nach *Folin*	80 Best.:	12,00

Diese Methode macht Aussagen über die Nierenfunktion und ist sehr wichtig als Ergänzung für die Bestimmung des Harnstoff-N und des Rest-N. Mit Hilfe einer Blut- und einer Urinbestimmung läßt sich sogar eine Nierenclearance errechnen. Für ein Routinelabor ist diese Methode jedoch nicht unbedingt erforderlich.

Kryoglobuline (Kryoglobulinämie)

Für die q u a l i t a t i v e Bestimmung der Kryoglobuline genügt es, das Serum über Nacht im Kühlschrank aufzubewahren. Wenn nur Spuren vorhanden sind ($<$6 mg/100 ml), muß man u.U. bis zu einer Woche im Kühlschrank aufbewahren. Die Wiederauflösung eines Präzipitates bei Erwärmen auf 37°C spricht für das Vorliegen von Kryoglobulinen.

Für die q u a n t i t a t i v e Bestimmung: Blut bei 37°C gerinnen lassen. Gerinnsel entfernen. Präzipitat im Kühlschrank ausfällen, Waschen mit kalter 0,9 % NaCl-Lösung. Wiederauflösen bei 37°C in 0,9 % NaCl-Lösung und wieder im Kühlschrank präzipitieren. Präzipitat quantitativ auf N untersuchen, etwa mit Biuret-Reaktion (s. da).

Hier handelt es sich um eine relativ einfache Methode, von der häufiger Gebrauch gemacht werden sollte.

Kupfer (M. Wilson)

Fertige Testpackungen stehen von verschiedenen Firmen zur Verfügung, die alle auf einem Farbtest mit Bathocuproin beruhen. Besonderer Wert ist auf absolut kupferfreies Glasgerät zu legen. Alle Glassachen müssen mehrfach mit kupferfreiem (bidestilliertem) Wasser gespült werden.

Kupferbestimmungen (HA)

Prinzip:

Das im Serum komplex gebundene Kupfer wird durch die einstündige Einwirkung von Salzsäure freigesetzt. Gleichzeitig wird das Kupfer durch ein beigefügtes Reduktionsmittel reduziert. Anschließend wird durch Zusatz von Trichloressigsäure das Serumeiweiß gefällt und abgetrennt. Nach Zugabe des Bathocuproin-Reagenz bildet sich ein gefärbter Chelatkomplex, dessen Farbintensität ein Maß für die im Serum vorhandene Kupfermenge ist.

Reagenzien:

1. Kupfer-Reagenz
2. Kupfer-Standard
3. 1,0 n Salzsäure mit Reduktionsmittel
4. Trichloressigsäure 10 % (10,0 g Trichloressigsäure p.a. mit kupferfreiem Wasser auf 100 ml auffüllen)

Ausführung:

	Probe	Leerwert	Standard
Serum, ml	1,0	–	–
Kupfer-Standard, ml	–	–	1,0
Aqua dest., ml	–	1,0	–
1 n Salzsäure, ml	0,5	0,5	0,5

	Probe	Leerwert	Standard
1 Stunde stehen lassen			
10 % Trichloressigsäure, ml	1,0	1,0	1,0

Die Probe wird zentrifugiert und filtriert, Standard sowie Leerwert gut gemischt.

	Probe	Leerwert	Standard
Filtrat oder Gemisch, ml	1,3	1,3	1,3
Kupferreagenz, ml	0,4	0,4	0,4

Die Extinktion von Probe und Standard kann sofort gegen den Leerwert bei 460 – 490 nm gemessen werden. Schichtdicke: 1,0 cm

Berechnung:

$$\frac{\text{Extinktion Probe}}{\text{Extinktion Standard}} \times 250 = \gamma/100 \text{ ml Kupfer}$$

Normalwerte:

70 − 130 γ/100 ml Kupfer

Fa.:	Methode:	Bestimmungen:	DM:
HA	*Landers u. Zak* (Bathocuproin)	200 Best.:	35,00
BOE	Farbtest	30 − 80 Best.:	23,80
RO	*Landers u. Zak* (Bathocuproin)	200 Mikrobest.:	34,20
ME	Merckotest: Meth. Bathocuproin	100 Best.:	
ASA	Cupropack: Bathocuproin	100 Best.:	31,00

Diese Methode ist nicht unbedingt erforderlich für das Praxislabor. Die Kupfermethode wird jedoch auch bei Lebererkrankungen gebraucht.

Magnesium (Störungen im Wasser- und Elektrolythaushalt)

Magnesium kann außer durch Atomabsorptionsspektometrie und Flammenphotometrie mit besonderen Apparaten auf verschiedene Weisen auch chemisch bestimmt werden. Am bekanntesten ist die Methode nach *Orange* und *Rhein*, für die es auch eine Testpackung gibt.

● *Magnesiumbestimmung (HA)*

Prinzip:

Die Reaktion beruht darauf, daß Magnesiumhydroxyd mit dem Farbstoff Titangelb in alkalischer Lösung einen roten Komplex ergibt, dessen Farbintensität ein Maß für die vorhandene Magnesiummenge ist.

Reagenzien:

1. Farbreagenz:
   Stabilisierte Titangelblösung (Konzentrat) 15 ml.
   Zur Herstellung der Gebrauchslösung werden z.B. 5 ml Konzentrat auf 50 ml mit Aqua dest. aufgefüllt.
2. Magnesium-Standard (5 mg %) − 10 ml
3. Lithiumhydroxyd-Lösung − 50 ml
4. 5 % Trichloressigsäure (5 g Trichloressigsäure mit Aqua dest. auf 100 ml auffüllen)

51

Ausführung:

	Probe	Leerwert	Standard
Trichloressigsäure, 5 % ml	1,8	–	1,8
Serum, ml	0,2	–	–
Standard, ml	–	–	0,2

Gut mischen, Probe 10 min zentrifugieren. Klaren Überstand weiter verwenden.

	Probe	Leerwert	Standard
Zentrifugat, bzw. Gemisch, ml	1,0	–	1,0
Aqua dest., ml	–	1,0	–
Farbreagenz, 1 : 10, ml	1,5	1,5	1,5
Lithiumhydroxyd, ml	0,5	0,5	0,5

Gut mischen und mindestens 15 min bei Zimmertemperatur stehen lassen. Messen bei 520 – 570 nm gegen Leerwert.

Berechnung:

$$\frac{\text{Extinktion Probe}}{\text{Extinktion Standard}} \times 5 = \text{mg}/100 \text{ ml Magnesium}$$

$$\frac{\text{Extinktion Probe}}{\text{Extinktion Standard}} \times 5 \times 0,82 = \text{mval/l}$$

Normalwerte:

1,6 – 2,2 mg/100 ml oder
1,3 – 1,8 mval/l

Fa.:	Methode:	Bestimmungen:	DM:
HA	Titangelb, mod. v. HA	100 Best.:	18,10
RO	*Mann u. Yoe*	100 Mikrobest.:	29,20
ASA	*Mann u. Yoe*	50 Mikrobest.:	19,00

Die Bestimmung des Magnesiums wird immer mehr an Bedeutung gewinnen, jedoch ist die Einführung einer chemischen Methode in das Praxislabor wohl noch nicht gerechtfertigt.

Natrium   (Störungen des Wasser- und Elektrolytstoffwechsels)

Die beste Methode zur Natriumbestimmung ist die Flammenphotometrie, die jedoch an einen hohen apparativen Aufwand gebunden ist.

Für die chemische Bestimmung existiert erst seit kurzem ein Fertigtest von ASA.

Wir teilen die *Methode von Albanese u. Lein* mit (J. Lab. Clin. Med. 33 : 246 (1948))

Prinzip:

Natrium wird als Natrium-Uranyl-Zinkazetat gefällt, das dann in Wasser gelöst und dessen gelbe Farbe photometriert wird.

Reagenzien:

1. Uranyl-Zinkazetat-Reagenz
         10 g Uranylazetat werden in 50 ml kochendem Wasser gelöst, das 2,0 ml Eisessig enthält.
   In einem anderen Gefäß werden 30 g Zinkazetat in 50 ml kochendem Wasser mit 1,0 ml Eisessig aufgelöst.
   Beide Lösungen mischen und kurz bis zum Kochen erhitzen. Über Nacht bei Raumtemperatur stehen lassen und filtrieren. Mischen mit gleichem Volumen 95 % (v/v) Alkohol. 2 Tage in Kühlschrank stehen lassen und filtrieren. – Kann bei Raumtemperatur aufgehoben werden.
2. Trichloressigsäure 10 %
3. Natrium-Standard 0,64 mg Na/ml
   162 mg NaCl zu 100 ml Aqua dest. fügen.

Ausführung:

	Probe	Leerwert	Standard
Serum, ml	0,5	–	–
10 % Trichloressigsäure, ml	2,0	–	–

Mischen, 5 min stehen lassen, zentrifugieren.

	Probe	Leerwert	Standard
Überstand, ml	0,5	–	–
Aqua dest., ml	–	0,5	–
Standard, ml	–	–	0,5
Uranylzinkazetat, ml	1,0	1,0	1,0

53

1 Stunde im Kühlschrank, zentrifugieren, Überstand sorgfältig abgießen, Seitenwände der Gläser sorgfältig herunterspülen mit 2 ml 95 % Alkohol. Zentrifugieren. Präzipitat in 5,0 ml Aqua dest. auflösen. Wenn trübe, zentrifugieren. Färbung gegen Wasser bei 430 nm ablesen.

Berechnung:

$$\frac{\text{Extinktion Probe} - \text{Extinktion Leerwert}}{\text{Extinktion Standard} - \text{Extinktion Leerwert}} \times 0,32 \times \frac{100}{0,1} = \text{mg Na/100 r}$$

$$\frac{\text{Extinktion Probe} - \text{Extinktion Leerwert}}{\text{Extinktion Standard} - \text{Extinktion Leerwert}} \times 139 = \text{mval Na/L}$$

Normalwerte:

310 – 356 mg/100 ml
135 – 155 mval/l

Fa.:	Methode:	Bestimmungen:	DM:
ASA	Fällung als Na-Uranyl-Zinkazetat „Natriumpack"	100 Best.:	21,00

Für die Bestimmung des Na gilt das Gleiche, was für K gesagt wurde. Die chemische Methode ist für das Praxislabor zu umständlich.

Phosphatase   (alkalische und saure) (Osteopathien und viele andere Indikationen)

Neben den „klassischen" Methoden zur Bestimmung der alkalischen und der sauren Phosphatase sind eine ganze Reihe von Fertigpackungen entwickelt worden, die zum großen Teil auf der Methode nach *Bessey* u. *Lowry* u. *Brock* beruhen. Die saure Phosphatase wird dabei in einem Ansatz gehemmt, sodaß sich aus der Differenz der Aktivität der Gesamt- und der durch Tartrat nicht gehemmten Phosphatase die saure Phosphatase errechnen läßt.

„Schnelltests" für die Bestimmung der alkalischen Phosphatase, wie etwa Phosphatabs von *GÖ* haben den Wert, daß man eine Vortestung der zu untersuchenden Seren vornehmen kann.

●● *a) Alkalische Phosphatasebestimmung (SH)*

54

Prinzip:

Unter Einwirkung der alkalischen Serum-Phosphatase wird p-Nitrophenylphosphat in Phosphorsäure und p-Nitrophenol gespalten. Im sauren Milieu sind sowohl das Substrat als auch das Spaltprodukt p-Nitrophenol farblos. Im alkalischen P_H-Bereich bleibt das Spektrum des p-Nitrophenylphosphats unverändert, hingegen wird das Absorptionsmaximum des p-Nitrophenols nach $405 - 410$ nm verschoben. Man hat somit die Möglichkeit, das entsprechende p-Nitrophenol kolorimetrisch zu bestimmen. Die Menge des entstehenden p-Nitrophenols ist der Enzymaktivität direkt proportional.

Reagenzien:

1. Puffer:
   (2-Amino-2-Methyl-1,3 Propandiol-HCl 0,1 M;
   Magnesiumchlorid 1,0 mM; P_H 10,0) 100 ml
2. Standard:
   (p-Nitrophenol-Lösung 2 mM) 100 ml
3. p-Nitrophenyl-Phosphat 5 x 40 mg
   Den Inhalt einer Kapsel in 20 ml Aqua dest. lösen.

Substratlösung:

Gleiche Volumina p-Nitrophenyl-Phosphat-Lösung und 2-Amino-2-Methyl-Propandiol-1,3-Puffer-Lösung mischen.

	Probe	Proben-Leerwert	Reagenzien-Leerwert	Standard
Substratlösung, ml	2,5	—	2,5	—
Aqua dest., ml	—	2,5	—	2,5
5 min bei 37°C vorwärmen				
Serum, ml	0,1	0,1	—	—
Aqua dest., ml	—	—	0,1	—
Standard, ml	—	—	—	0,1
30 min bei 37°C inkubieren				
Natronlauge 0,1 N, ml	10	10	10	10

Extinktion bei $390 - 410$ nm gegen Wasser ablesen.

Berechnung:

$$\frac{(E)\ Probe-(E)\,Reagenzienleerwert-(E)\,Probenleerwert}{(E)\ \ Standard} \times 67 = I.E.$$

(E) = Extinktion
I.E. = Internationale Einheiten

Für *Bessey-Lowry-Einheiten* statt mit 67 mit 4 multiplizieren

1 *Bessey-Lowry*-Einheit x 16,7   = 1 I.E.
1 *King-Armstrong*-Einheit x 7,1   = 1 I.E.
1 *Bodansky*-Einheit x 5,4   = 1 I.E.

Normalwerte:

Kinder   20 − 150 I.E.
Erwachsene   13 − 45 I.E.
Gravidität   28 − 120 I.E.

●● *b) Saure Phosphatase (SH)*

Prinzip:

Siehe alkalische Phosphatase

Reagenzien:

1. p-Nitrophenol-Standard-Lösung $2 \cdot 10^{-4}$ M
2. Zitrat-Puffer
   0,09 M, P_H = 4,9
   Musterpackung in 10 ml Wasser lösen.
3. Tartrat-Puffer:
   Tartrat 0,04 M
   Zitrat 0,09 M
   P_H 4,9
   Musterpackung in 5 ml Wasser lösen.
4. Substrat-Lösung
   40 mg p-Nitrophenyl-phosphat in
   10 ml Aqua dest. lösen.

Vorbereitung:

1. Substrat-Zitrat-Lösung
   Gleiche Volumina p-Nitrophenyl-phosphat-Lösung und Zitrat-Puffer
   mischen

56

2. Substrat-Tartrat-Lösung

Gleiche Volumina p-Nitrophenyl-phosphat-Lösung und Tartrat-Puffer mischen.

Ausführung:

	Gesamt-Phosphatase GP	Nicht-Prostata-Phosphat. NP	Proben-Leerwert PL	Reagenzien Leerwert RL	Standard ST
Aqua dest., ml	–	–	0,5	–	0,5
Substrat-Zitrat, ml	0,5	–	–	0,5	–
Substrat-Tartrat, ml	–	0,5	–	–	–

5 min bei 37°C vorwärmen

Serum, ml	0,1	0,1	0,1	–	–
Aqua dest., ml	–	–	–	0,1	–
Standard, ml	–	–	–	–	0,1

30 min bei 37°C inkubieren

Natronlauge 0,1 N, ml	2,5	2,5	2,5	2,5	2,5

Extinktion bei ca. 400 nm gegen Aqua dest. messen.

Berechnung:

$$\text{Saure Gesamt-Phosphatase} = \frac{EGP - EPL - ERL}{EST} \times 6,67$$

$$\text{Saure Nicht-Prostata-Phosphatase} = \frac{ENP - EPL - ERL}{EST} \times 6,67$$

E	= Extinktion
GP	= Gesamt-Phosphatase
NP	= Nicht-Prostata-Phosphatase
PL	= Proben-Leerwert
RL	= Reagenzien-Leerwert
ST	= Standard

Normalwerte:

Serum:	Gesamtphosphatase:	6,5 – 19,6 I.E.
	Prostata-Phosphatase:	0,8 – 4,0 I.E.

Umrechnung in andere Einheiten:

siehe alkalische Phosphatase

Fa.:	Methode:		Bestimmungen:	DM:
GÖ	alk:	Phosphatabs	12 Tests	19,09
			48 Tests	59,09
	acid:	Phosphatabs	12 Tests	19,09
			48 Tests	59,09
HA	alk:	*Bessey*	200 Best.	20,80
	acid:	*Bessey*	200 Best.	28,00
BOE	alk:	Farbtest	100 Best.:	31,10
	acid:	Farbtest (+Natronlauge)	50 Best.:	9,50
RO	alk:	*Bessey + Lowry + Brock* photometr.	150 Mikrobest.:	20,00
	acid:	*Fishman + Lerner*	200 Mikrobest.:	39,00
ME	alk:	*Bessey + Lowry + Brock*	100 Best.:	
	acid:	*Andersch + Szcypinski*	50 Best.:	
ASA	alk:	*Bessey + Lowry + Brock*	25 Best.:	11,00
	Acid:	*Andersch + Szcypinski*	25 Best.:	12,00
			100 Best.:	15,00

Die Bestimmung der alkalischen und der sauren Phosphatase gehört aus den verschiedensten Gründen als wichtiger differentialdiagnostischer Test in das Labor. Die Einführung auch in das Praxislabor ist daher als besonders nützlich zu bezeichnen.

Phospholipide (Lipoidosen)

Für diese Methode ist nur eine Testpackung bekannt; die Bestimmung setzt allerdings das Vorhandensein eines Ölbades voraus, das man bis 200°C erhitzen kann.

●● *Phospholipide (HA)*

Prinzip:

Die Phosphatide des Serums (Phospholipide) werden zusammen mit dem Eiweiß ausgefällt und durch Zentrifugieren von anorganischen Phosphaten, die in Lösung bleiben, abgetrennt. Der Niederschlag wird aufgeschlossen, wobei der organisch gebundene Phosphor als Phosphat freigesetzt wird. Dieses wird als blauer Phosphormolybdänsäure-komplex gemessen.

Reagenzien:

1. Perchlorsäure 70 % 50 ml
2. Ammoniummolybdatlösung 50 ml
3. Reduktionsmittel in Kapseln (10 Kaps. á 100 mg)
4. Natriumpyrosulfitlösung 50 ml
5. Phosphor-Standard 4,25 mg% 7 ml
6. Salpetersäure konz. 65 %
7. Trichloressigsäure 5 %

Herstellung der Reduktionslösung

Der Inhalt einer Kapsel (a 100 mg) wird in 5 ml Na-Pyrosulfitlösung gelöst.

Ausführung:

	Probe	Leerwert	Standard
Serum, ml	0,2	–	–
5 % Trichloressigäure, ml	5,0	–	–

Nach 5 min zentrifugieren, klaren Überstand abgießen, Rückstand wird verwendet.

	Probe	Leerwert	Standard
Rückstand	+	–	–
Standard, ml	–	–	0,2
Aqua dest., ml	–	0,2	–
Perchlorsäure, ml	0,5	0,5	0,5

Niederschlag der Analyse in der Perchlorsäure durch vorsichtiges Umschwenken aufschlemmen.

| Salpetersäure konz., | 3 Tropfen | 3 Tropfen | 3 Tropfen |

In jedes Glas wird eine Glasperle gegeben, die Proben werden ins Ölbad gestellt, auf 180° erhitzt und 15 min bei dieser Temperatur belassen. Man achte darauf, daß nicht durch Siedeverzug Flüssigkeit aus den Gläsern spritzt. Man läßt bis Zimmertemperatur abkühlen.

Aqua dest., ml	5,0	5,0	5,0
Ammonium-Molybdatlösung, ml	0,5	0,5	0,5
Reduktionslösung, ml	0,5	0,5	0,5

Nach 10 min, spätestens nach 30 min gegen Leerwert bei 570 – 800 nm messen.

Berechnung:

$$\frac{\text{Extinktion Probe}}{\text{Extinktion Standard}} \times 4,25 = \text{mg/100 ml Lipoid-Phosphor}$$

$$\frac{\text{Extinktion Probe}}{\text{Extinktion Standard}} \times 100 = \text{mg/100 ml Phosphatide}$$

Normalwerte:

9 – 16 mg/100 ml Phospholipide im Serum

Fa.:	Methode:	Bestimmungen:	DM:
HA	*Wachter-Brock*	100 Best.:	28,40

Diese Methode erweitert das Spektrum bei der Untersuchung auf Lipoidosen. Sie ist jedoch für das kleine Labor zu aufwendig.

Phosphor (Skeletterkrankungen)

Für die Phosphorbestimmung stehen verschiedene Methoden zur Verfügung. Wir empfehlen die nach *Fiske* u. *Subbarow,* die auch als Testpackung (AS) vorliegt.

●● *Anorganischer Phosphor (AS)*

Prinzip:

Die Enteiweißung erfolgt mit Trichloressigsäure. Die unter Einwirkung von Molybdänsäure entstehende Phosphormolybdänsäure kann bei entsprechenden Bedingungen (pH) isoliert zu einer blauen Verbindung reduziert werden. Diese ist proportional der Menge des vorhandenen anorganischen Phosphors.

Reagenzien:

1. 10 %-ige Trichloressigsäure
   50 g Trichloressigsäure p.a. in einem 500 ml Meßkolben auf 500 mit Aqua dest. auffüllen.

2. Natriummolybdat-Schwefelsäure-Mischung
   a) 2,5 g Natriummolybdat p.a. mit Aqua dest. in 50 ml Kolben lösen und bis zur Marke auffüllen.
   b) 10 n Schwefelsäure
      Lösung a und b vereinigen und im 100 ml Meßkolben mit Aqua dest. bis zur Marke auffüllen.

3. Elon-Reduktionslösung
   0,5 g Elon (p-Methylaminophenolsulfat) in 50 ml wässrigem 3 %-igem Natriumpyrosulfit lösen

4. Phosphor-Standard; 1 ml = 0,08 mg P
   0,03509 g trockenes und chemisch reines Monokaliumphosphat werden in einem 100 ml Meßkolben in ca. 50 ml Aqua dest. gelöst. Nach Zusatz von 1 ml 10 n Schwefelsäure wird mit Aqua dest. bis zur Marke aufgefüllt.

   Standard-Arbeitslösung:
   5 ml des Phosphorstandards werden in einen 100 ml Meßkolben pipettiert und mit 10 %-iger Trichloressigsäure bis zur Marke aufgefüllt.

5. Kontrollserum mit bekanntem Phosphorgehalt, z.B. Lab-Trol.

Ausführung:

	Probe	Kontrolle	Leerwert	Standard
Serum, ml	1,0	–	–	–
Kontrollserum, ml	–	1,0	–	–
Trichloressigsäure, ml	9,0	9,0	–	–

Gut mischen, 10 min stehen lassen. Danach 5 min bei ca. 4000 UpM zentrifugieren.

	Probe	Kontrolle	Leerwert	Standard
Standard, ml	–	–	–	4,0
Überstand Probe, ml	4,0	–	–	–
Überstand Kontrolle, ml	–	4,0	–	–
Trichloressigsäure, ml	–	–	4,0	–
Aqua dest., ml	4,0	4,0	4,0	4,0
Natriummolybdat-Schwefelsäure, ml	1,0	1,0	1,0	1,0
Reduktionslösung, ml	0,5	0,5	0,5	0,5

Mischen, 30 – 45 min stehen lassen. Messen bei 700 nm gegen Leerwert

Berechnung:

$$\frac{\text{Extinktion Probe}}{\text{Extinktion Standard}} \times 4 = \text{mg Phosphor}/100 \text{ ml}$$

entsprechend für Kontrollserum

Normalwerte:

Kinder 4 – 7 mg/100 ml
Erwachsene 2,5 – 4,8 mg/100 ml

Fa.:	Methode:	Bestimmungen:	DM:
HA	*Bell + Doisy*, mod.	100 Best.:	23,60
RO	*Raabe*	80 Mikrobest.:	30,70
AS	*Fiske + Subbarow*	50 Best.:	11,80
ASA	Phosphorpack	50 Best.:	16,00
	(Kurzweg + Massmann)	250 Best.:	53,00

Sehr wichtige Untersuchung bei jeglicher Form von Skeletterkrankungen. Die Aufnahme dieser Bestimmung in das Programm des Praxislabors wird daher empfohlen.

Rest-Stickstoff (Störungen das Wasser- und Elektrolythaushaltes)

Die Original-Rest-N-Methode nach Kjeldahl besteht aus Veraschung und Umwandlung der stickstoffhaltigen Substanzen in Ammoniak, sowie dessen Titration.

Für die Titration sind Apparaturen notwendig. Wir empfehlen
Klingmüller
Büchi.

Ferner gibt es Methoden zur kolorimetrischen Bestimmung des Rest-N.

Die „Schnellmethode" zur Bestimmung des Rest-N nach *Weltmann-Barrenscheen* können wir nicht empfehlen.

●● *a) Rest-N, kjeldahlometrisch,*

Prinzip:

Die nachzuweisenden stickstoffhaltigen Substanzen werden durch Veraschen mit Schwefelsäure unter Mitwirkung von Katalysatoren

(Kupfersulfat) in Ammoniak umgewandelt und von der Schwefelsäure als Ammoniumsulfat $(NH_4)_2SO_4$ gebunden. Durch Laugenzusatz wird das Ammoniak in Freiheit gesetzt, überdestilliert und in einer Vorlage mit bekannter Menge Schwefelsäure aufgefangen.

Danach erfolgt die Titration der überschüssigen Säure.

Reagenzien:

4 ml Blut (Serum)
4 ml Trichloressigsäure, gut gemischt
      filtriert durch Filter 587 E (Rundfilter)
      Filtrat muß klar sein
1 ml Filtrat
5 Tropfen Kupfersulfat 10 %
1,5 ml konz. H_2SO_4 im Kjeldahlkolben veraschen.

Veraschung 15 Minuten, dann abkühlen.

Veraschung muß farblos sein.

Der Rückstand wird mit 1,5 ml H_2O verdünnt und umgeschüttelt und direkt in den Destillationsaufsatz gegossen. Nochmals mit 1,5 ml H_2O den Kjeldahlkolben ausspülen und in den Destillationsaufsatz gießen. Vorgelegt werden 5 ml H_2SO_4 mit 5 Tropfen Taschiroindikator. Zum verdünnten Rückstand fügt man ca. 6 ml NaOH, bis sich infolge eines Überschusses an NaOH eine Schwarzfärbung von Kupferoxyd einstellt. Mit voller Flamme destillieren, bis sich die Vorlage verdreifacht hat. Dann gegen $\frac{n}{50}$ NaOH titrieren.

Titereinstellung:

Vorlage 5 ml $\frac{n}{50}$ H_2SO_4 gegen $\frac{n}{50}$ NaOH titrieren

$$\frac{\text{Vorlage}}{\text{verbrauchte } H_2SO_4} = \text{Titer}.$$

Berechnung:

1. Verbrauchte NaOH mal Titer = korrigierte Titration
2. Vorlage (5,00 ml) minus korrigierte Titration mal 0,28 mal 2 mal 100 minus 2 = mg/100 ml Rest-N

● *b) Rest-N photometrisch (SH)*

Prinzip:

Trennt man vom Serum durch Fällen mit Trichloressigsäure das Eiweiß ab, so bleiben Harnstoff, Kreatinin, Kreatin, Harnsäure und Aminosäuren in Lösung. Ihren Gesamtstickstoffgehalt bezeichnet man als „Rest-Stickstoff". Die im Überstand enthaltenen Stickstoffverbindungen werden durch Veraschung mit Schwefelsäure in Ammoniumsulfat übergeführt. Die Bestimmung des Rest-N erfolgt dann durch Bestimmung des so gebildeten Ammoniaks. Ammoniak gibt mit Hypochlorit und Phenol zuerst p-Chinon-Chlorimin, das mit einem weiteren Phenolmolekül einen Indophenolfarbstoff ergibt. Nitroprussid-Natrium katalysiert die Reaktion.

Reagenzien:

1. Phenolum liquefactum 85 % 25 ml
2. Nitroprussid-Natrium: 5 x 20 mg
3. Hypochlorit-Lösung 100 ml
   (NaOCl 0,1 N, NaOH 2,5 N)
4. Veraschungs-Lösung: 100 ml (20 mM $CuSO_4$, 28,5 mM K_2SO_4 in H_2SO_4 85 %)
5. Trichloressigsäure
6. Standard: 20 ml
   (20 mg Ammoniak − N/100 ml)
7. Natronlauge 25 %

Vorbereitungen:

5 ml Phenol + 20 mg Nitroprussid-Natrium mit Aqua dest. auf 200 ml im Meßzylinder verdünnen.

Trichloressigsäure 20 %-ig; Substanz einer Flasche (20 g) in 100 ml dest Wasser lösen.
Natronlauge 25 %-ig herstellen.

Ausführung:

	Probe	Leerwert	Standard
Serum, ml	0,5	−	−
Standard, ml	−	−	0,5
Aqua dest., ml	−	0,5	−
Trichloressigsäure, ml	2,0	2,0	2,0

kurz stehen lassen, dann scharf zentrifugieren
Veraschung:
Man gibt in Veraschungs-(*Kjeldahl*-) Kolben 20 − 50 ml
Inhalt:

	Probe	Leerwert	Standard
Veraschungslösung, ml	1,0	1,0	1,0
Klarer Überstand, ml	2,0	2,0	2,0

Vom Sieden der Schwefelsäure an etwa 15 min lang erhitzen. Nach dem Abkühlen wird der Inhalt der jeweiligen Kolben in Meßkolben von 10 ml mit Aqua dest. überspült und auf 10 ml aufgefüllt.

Farbentwicklung:

	Probe	Leerwert	Standard
Phenol-Lösung, ml	10	10	10
Veraschungsrückstand	0,5	0,5	0,5
Natronlauge, ml	0,5	0,5	0,5
Hypochlorit-Lösung, ml	1,0	1,0	1,0

Extinktion nach 10 min bei Zimmertemperatur oder nach 3 min bei 60°C gegen Aqua dest. zwischen 540 — 560 nm ablesen.

Berechnung:

$$\text{mg Rest-N/100 ml} = \frac{\text{Extinktion Probe} - \text{Extinktion Leerwert}}{\text{Extinktion Standard} - \text{Extinktion Leerwert}} \times 20$$

Normalwerte: *Normalwerte:*

20 — 40 mg/100 ml Serum

Fa.:	Methode:	Bestimmungen:	DM:
TR	photometrisch	100 Tests	48,45

Die angeführten Methoden sind sicher die exaktesten zur Erfassung des Rest-N, jedoch erfordern sie einen gewissen Arbeitsaufwand, sodaß die Bestimmung des Harnstoff-N für das Praxislabor vorzuziehen und auch ausreichend ist.

Sia-Probe (Makroglobulinämie)

Man läßt einen Tropfen Serum in ein mit Aqua dest. gefülltes Reagenzglas fallen. Die Probe wird als positiv bezeichnet, wenn sich beim Sinken des Tropfens sofort eine Trübung bildet.

Bewertung:

Eine positive Reaktion deutet auf eine Verschiebung der Bluteiweißkörper mit stärkerer Vermehrung der γ-Globulinfraktion hin, vor allem aber auf das Auftreten von Makroglobulinen.

Standardbikarbonat (Störungen im Säure/Basen-Stoffwechsel)

Mit Hilfe des Astrupgerätes (sh. da) sind folgende Bestimmungen möglich: Standardbikarbonat, CO_2-Gehalt des Plasmas, CO_2-Bindungsfähigkeit und P_H des Blutes.

Mit diesen Ergebnissen kann die Frage entschieden werden, ob es sich um eine respiratorische bzw. metabolische Alkalose oder Azidose handelt.

Aufgrund der Henderson-Hasselbalch'schen Gleichung

$$P_H = 6,11 + \log \frac{HCO_3}{pCO_2 \cdot 0,03}$$

kann bei Vorliegen von 2 Meßgrößen die dritte berechnet werden. Das Standardbikarbonat ist definiert als der Gehalt des Plasmas an Bikarbonationen bei voll oxygeniertem Blut bei $38°C$ und einem PCO_2 von 40 mm Hg.

Technische Einzelheiten bitten wir, der Gebrauchsanweisung der Fa. Radiometer – Kopenhagen – zu entnehmen.

Normalwert:

25 mval/L

Im Praxislabor wird diese Bestimmung kaum durchführbar sein.

Triglyzeride (Lipoidosen, Arteriosklerose)

Die bisherigen Bestimmungsmethoden waren sehr umständlich. Sehr gut hat sich bewährt die Methode von BOE für Glyzerin und Neutralfette.

●● *Glyzerin und Neutralfett (BOE)*

Prinzip:

Enzymatische Bestimmung mit Glyzerokinase + $NADH_2$ über eine Hilfsreaktion. Das freie Glyzerin wird getrennt bestimmt und vom Gesamtglyzerin = Glyzerid-Glyzerin + freies Glyzerin subtrahiert.

Reagenzien:

1. 0,1 M Triäthalolaminpuffer, $P_H = 7,6$; 0,004 M $MgSO_4$
2. 0,006 M NADH; 0,033 M ATP; 0,011 M PEP

3. 2 mg LDH/ml; 1 mg PK/ml
4. 2 mg GK/ml.

Herstellung der Lösungen:

1. Inhalt der Flasche 1 mit 150 ml bidest. Wasser lösen (bei Raumtemperatur etwa 14 Tage haltbar)
2. Bei Bedarf Inhalt einer Flasche 2 mit 2 ml bidest. Wasser lösen (bei ca. +4°C 14 Tage haltbar)
3. Suspension in Flasche 3 unverdünnt verwenden (bei ca. +4°C ein Jahr haltbar)
4. Suspension in Flasche 4 unverdünnt verwenden (bei ca. +4°C ein Jahr haltbar)

Zusätzlich

Äthanolische Kalilauge (Fa. Merck) 0,50 N, 3,30 g 85-proz. Kaliumhydroxyd p.a. glyzerinfrei, in 10 ml bidest Wasser lösen, nach Abkühlung auf 100 ml mit unvergälltem abs. Äthanol auffüllen.

Magnesiumsulfat-Lösung 0,15 M.
3,7 g $MgSO_4$ x 7 H_2O p.a. mit 100 ml dest. Wasser lösen.

Abkürzungen:

ADP Adenosin – 5' – diphosphat
ATP Adenosin – 5' – triphosphat
GK Glyzerokinase
LDH Lactat-Dehydrogenase
PEP Phosphoenol-Pyruvat
PK Pyruvatkinase

Bestimmungsansatz:

Wellenlänge: 366 nm
Glasküvette: 1 cm Schichtdicke
Temperatur: 20 – 25°C
Messungen gegen Luft oder verd. Pikrinsäurelösung
(1 – 2 Tropfen 1,2 %-ige Pikrinsäure auf 100 ml Wasser

a) Glyzerin-Bestimmung

In eine Küvette pipettieren:

Lösung 1	1,0 ml
Lösung 2	0,05 ml
Serum bzw. Filtrat	0,20 ml
Suspension 3	0,01 ml

mit Plastikspatel mischen und 10 min bei Raumtemperatur stehen lassen. Dann Extinktion E_1 messen.

Suspension 4	0,01 ml

einmischen und Stillstand der Reaktion abwarten (ca. 10 min), andernfalls 3 – 5 weitere Ablesungen im Abstand von 2 min durchführen und E_2 auf die Zeit der Zugabe von Suspension 4 extrapolieren.

$E_1 - E_2 =$ E.

Verseifung:

In ein Zentrifugenglas pipettieren:

Serum	0,20 ml
Äthanolische Kalilauge	0,50 ml

mischen, Reagenzglas mit sauberem Stopfen oder Parafilm verschließen und 30 min bei 70°C im Wasserbad stehen lassen, dann auf Raumtemperatur abkühlen.

Magnesiumsulfat-Lösung	1,00 ml

gut mischen, zentrifugieren, 0,20 ml der klaren Lösung zum Test (s.o.) einsetzen.

Berechnung:

Freies Glyzerin

Δ E 366 nm · 17,5 = mg % Glyzerin im Serum

Gesamt-Glyzerin nach Verseifung

Δ E 366 nm · 149,0 = mg % Gesamtglyzerin im Serum
mg % Gesamtglyzerin — mg % freies Glyzerin = mg % Glyzerid-Glyzerin
mg % Glyzerid-Glyzerin · 9,62 = % Neutralfett

Normalwerte im Serum

freies Glyzerin:	0,5 – 1,7 mg %
Glyzerid-Glyzerin:	7,7 – 17,9 mg %
Neutralfett:	74 – 172 mg %

Fa.:	Methode:	Bestimmungen:	DM:
BOE	UV-Test	3 x 17 Best.	71,10
HA	Bestimmung der Ester-bindungen und des ver-est. Cholesterols nach Entfernung von freiem Cholesterol und Phos-phatiden	30 Best	60,00

Neben der Cholesterolbestimmung und der Gesamtfettbestimmung ist dieses die wichtigste Bestimmung zur Erkennung von Lipoidosen. Mit Hilfe eines Nomogramms (sh. Diagnostischer Teil) kann aus einem Cholesterolwert und einem Triglyzeridwert der Typ der Fettstoffwechselstörung abgelesen werden.

2. Urinuntersuchungen

Was für die Blutuntersuchungen gilt, trifft in noch stärkerem Maße für die Urinuntersuchungen zu, nämlich die Vereinfachung der Methoden. Auch hierfür gibt es Testpackungen oder sogar sog. Schnelltests in Form von Streifen oder Tabletten, die ohne Aufwand an Apparaten oder an Glassachen in Sekunden eine qualitative oder oft auch quantitative Untersuchung ermöglichen. Dabei sind diese Untersuchungsmethoden oft sogar sehr spezifisch. Über den Gebrauch in der ärztlichen Praxis hinaus, sind solche Methoden auch als sog. „bed-side"-Methoden am Krankenbett und auch in der Hand des Patienten (z.B. des Diabetikers oder Nierenkranken) brauchbar.

Bei großen Reihenuntersuchungen (z.B. Diabeteserfassungsaktion) haben sie gute Dienste geleistet.

Bence-Jones-Protein (Myelom)

Benutzt wird zum Nachweis das typische Verhalten dieser Eiweißkörper beim Erhitzen.

Reagenzien:

Essigsäure 3 %

Geräte:

Wasserbad mit Thermometer, Reagenzglas

Ausführung:

In einem Reagenzglas werden etwa 10 ml Harn (der vorher mit 1 – 2 Tropfen Essigsäure angesäuert wurde) in einem Wasserbad erhitzt.

Bewertung:

Bei 45 – 55°C Wassertemperatur kommt es in dem Reagenzglas bei positivem Ausfall zu einer milchigen Trübung und einem klebrigen Niederschlag an der Reagenzglaswand, der sich bei weiterem Erwärmen wieder auflöst.

Beim Abkühlen kommt es erneut zwischen 55 und 45°C zu einer Trübung und einem Niederschlag an der Reagenzglaswand.

Positiver Ausfall bei multiplem Myelom und Osteosarkomen.

Die Untersuchung ist einfach, sie wird allerdings nur bei einem Teil der Myelome positiv.

Calcium (Osteopathien, Myelom)

Calcium im Urin wird am besten flammenphotometrisch bestimmt. Außerdem stehen verschiedene chemische Methoden zur Verfügung.

Die Methoden sind die gleichen wie beim Serum mit den Testpackungen von HA, AS, ASA (sh. dort). Der Urin wird dabei 1 : 1 verdünnt; sonst wird genau wie beim Serum verfahren.

Normalwerte im Urin:

durchschnittliche Konzentration: 20 mg/100 ml
Ausscheidung in 24 Std. 140 – 365 mg

Ein grob-quantitativer Test im Urin ist die *Sulkovitch*-Probe (sh. dort).

Fa.:	Methode:	Bestimmungen:	DM:
HA	Methode *Webster*	200 Best.:	24,00

Chlorid (Störungen im Wasser- und Elektrolythaushalt)

Chloridbestimmungen im Urin können grundsätzlich in der gleichen Weise wie im Blut (sh. dort) durchgeführt werden, also auch mit der von uns dort empfohlenen Methode nach *Lang.* Auch die Methode von *Bertolacini* der Fa. RO eignet sich sowohl für die Bestimmung im Serum als auch im Urin.

Außerdem hat die gleiche Firma die Methode nach *Schales u. Schales* herausgebracht.

Normalwerte: (Urin)

170 – 250 mval/24 Std.
6,0 – 8,9 g/24 Std.

Cystin (Cystinose)

Cystin kann mit Hilfe einer kolorimetrisch zu messenden Farbreaktion bestimmt werden. Es ist aber auch möglich, mit Hilfe der Acetest-Tablette den Nachweis zu erbringen, was wesentlich einfacher aber nur qualitativ ist.

a) Cystinbestimmung nach Shinohara u. Padis oo

Prinzip:

Cystin wird durch Bisulfit zu Cystein reduziert. Die Sulfhydrylgruppen von Cystein und anderen Sulfhydrylverbindungen reduzieren Phosphormolybdänsäure zu Molybdänblau, das photometrisch bestimmt wird.

Ein Urinleerwert wird mitgeführt, zu dem Quecksilberchlorid vor der Phosphormolybdänsäure hinzugefügt wird. Die Quecksilberionen binden die Sulfhydrylgruppen und machen sie nichtaktiv für die Reaktion mit Phosphormolybdänblau. Die Differenz der Farbintensität mit und ohne Quecksilberchlorid repräsentiert die Sulfhydrylgruppen.

Reagenzien:

1. Natriumazetat, 2 M
   82,0 g wasserfreies Na-Azetat auf 500 ml Aqua dest.
2. Essigsäure, 2 M
   Man verdünne 11,4 ml Eisessig auf 100 ml mit Aqua dest.
3. Azetatpuffer
   2 Teile 2 M Essigsäure zu 10 Teilen 2 M Na-Azetat

4. Na-Sulfit-Reagenz
   Man füge 12,6 g Na_2SO_3 und 0,2 g NaOH zu 100 ml Aqua dest.
5. Quecksilberchlorid 0,1 M
   2,7 g $HgCl_2$/100 ml Lösung
6. Phosphormolybdänsäurereagenz
   Man löse 40 g Molybdän-freies Na-Molybdat in 300 ml Aqua dest.,
   füge 32 ml 85 %-ige Orthophosphorsäure hinzu. 2 Std. vorsichtig
   schütteln. Auf 1 l mit Aqua dest. auffüllen. 32 g $Li_2SO_4 \cdot H_2O$ im
   Reagenz lösen.
7. Cystin-Standard 0,4 g/ml
   Man gebe 40 mg Cystin in einen 100 ml-Kolben und fülle mit 0,1 n
   HCl auf 100 ml auf.

Ausführung:

Wenn Urin nicht ganz klar, zentrifugieren und im Mikroskop auf
Cystin-Kristalle achten.

Wenn Cystin-Kristalle gefunden wurden, 10 ml Urin zentrifugieren und
Überstand in ein anderes Glas füllen. Zu dem Präzipitat füge man 1,0 ml
1N HCl und rühre um, erhitze auf 60°C im Wasserbad (15 min).
Zentrifugieren, den Überstand zu dem ursprünglichen 10 ml-Überstand
fügen und mischen.

Ansatz:

	Probe	Urin Leerwert	Standard	Reagenzien Leerwert
Aqua dest., ml	–	–	–	1,0
Standard, ml	–	–	$0,5+0,5H_2O$	–
Urin, ml	1,0	1,0	–	–
Azetatpuffer, ml	1,0	1,0	1,0	1,0
Na-Sulfit, ml	0,3	0,3	0,3	0,3
Aqua dest., ml	–	1,5	–	1,5
Quecksilberchlorid, ml	–	0,2	–	0,2
Mischen				
Aqua dest., ml	1,7	–	1,7	–
Phosphormolybdän-säurereagenz, ml	1,0	–	1,0	–

innerhalb 15 min Standard und Probe gegen entsprechende Leerwerte bis 600 nm
ablesen

Berechnung:

Anfertigung einer Standardkurve mit 0,1; 0,2; 0,3; 0,4 mg Cystin.

Ablesen der Konzentration aus der Standardkurve und Errechnung der Ausscheidung in 24 Std.

Normalwerte:

10 − 100 mg/24 Std.

● b) *Acetest (ME)*

Eine Tablette Acetest in die Vertiefung einer Tüpfelplatte legen und mit einem Tropfen alkalischer Zyanidlösung (1 % NaCN in 1 n NaOH) und einem Tropfen Harn befeuchten. In Gegenwart größerer Mengen Cystin entwickelt sich eine kirschrote Färbung um die Tablette herum. Unter diesen Bedingungen reagieren die Ketonkörper nicht mit dem Acetest. Die Reaktion fällt bei Mengen um 500 mg/100 ml Cystin und mehr deutlich positiv aus. Bei 250 mg/100 ml ist sie negativ.

Fa.:	Methode:	Bestimmungen:	DM
ME	Acetest	100 Tabl.	

Die Acetest-Methode ist leicht durchführbar.

Eiweiß (Fruktosurie, Amyloidose)

Die Biuretmethode (sh. Eiweißbestimmung im Serum) ist auch für die Eiweißbestimmung im Urin brauchbar. Selbstverständlich kann man Eiweiß auch sehr genau kjeldahlometrisch bestimmen.

Im allgemeinen genügen jedoch die qualitativen oder semiquantitativen Methoden im Urin.

Von verschiedenen Firmen wurden Teststreifen entwickelt, z.T. als Kombination mit Glukosebestimmung, auch mit P_H und Nachweis von Blut kombiniert. Diese Teststreifen sind so einfach zu handhaben, daß wir sie dringend empfehlen können und auf eine Darstellung der klassischen Eiweißbestimmungsmethoden im Urin (Kochprobe, Sulfosalizylsäureprobe) verzichten. Lediglich die Esbachsche Probe soll hier erwähnt werden, da sie immer noch häufig angewandt wird.

a) Eiweißnachweis mit Hilfe von Teststreifen, z.B. Albustix (ME) o

Prinzip:

Das Kaliumsalz des Tetrabromphenolphthaleinäthylesters liegt in 0,2 n Essigsäure in der sauren, farblosen Form vor. Mit Proteinen geht es eine der alkalischen Form ähnliche blaue Verbindung ein, aus der es auch die Essigsäure nicht verdrängt. Trotz saurem P_H bewirken also Proteine einen Pseudo-Umschlag des Indikators.

Dieses Phänomen wird Proteinfehler genannt, da es sich auf Proteine beschränkt. Bemerkenswert ist, daß die Paraproteine des Plasmozytoms diese Reaktion nicht zeigen.

Zusammenstellung:

Streifen harten Filterpapiers von 0,5 x 5,0 cm sind an einem Ende mit Bromphenolblau und einem Zitratpuffer getränkt. Ein Umschlag erfolgt von Gelb über verschiedene grüne Schattierungen nach Blau. Die Farbskala betrifft 6 Vergleichsfarben: negativ, Spur, 30 mg, 100 mg, 300 mg, 1000 mg und mehr.

Ausführung:

Das reaktive Ende des Streifens wird kurz in den Harn getaucht und sofort mit der Farbskala verglichen. Trüber Harn braucht nicht filtriert zu werden.

Ein besonderer Vorteil der Teststreifen besteht darin, daß sie nicht falsch positive Resultate geben, wie sie bei der Sulfosalizylsäure-methode in Anwesenheit von Tolbutamid und Röntgenkontrastmitteln vorkommen.

b) Esbach

Durch das Esbachsche Reagenz werden Eiweiß, aber auch Urate, Kalisalze, Chinin, Urotropin ausgefällt. Die Messung des Bodensatzes erfolgt in graduierten Röhrchen.

Reagenzien:

Esbachsche Reagenz
    Pikrinsäure   10,0
    Zitronensäure 20,0
    Aqua dest.:   100,0

Ausführung:

In das Albuminimeter Harn füllen bis zur Marke U, Esbachsches Reagenz nachfüllen bis zur Marke R. Vorsichtig umschütteln. 24 Stunden im Dunkeln stehen lassen.

Beurteilung:

Höhe des Bodensatzes an der Skala in g ‰ Eiweiß ablesen.

Fa.:	Methode:	Bestimmungen:	DM:
HA	Biuret	166 Best.:	18,90
ME	Albustix, Schnelltest z. Nachweis v. Eiweiß	60 Stäbchen 2400 Stäbchen	
	Uristix, Schnelltest z. Nachw. + Schätzung d. Konz. v. Eiweiß u. Glukose	40 Stäbchen 2000 Stäbchen	
	Combi-Uristix, komb. Schnelltest f. Eiweiß Glukose, Blut u. P_H	50 Stäbchen 2000 Stäbchen	
BOE	Urei-Test	50 Streifen	2,92

Beide Tests sind für das Praxislabor unentbehrlich.

Fruktose (Fruktosurie)

Normales Blut und Urin enthalten Fruktose in geringer Menge. Erhöhte Ausscheidung zeigt sich bei Fruktosurie. Starker Anstieg nach Nahrungsaufnahme.

Zur quantitativen Bestimmung gibt es eine Reihe von chemischen Reaktionen, z.B. mit Resorzinol, Diphenylamin, auch eine enzymatische Methode existiert. Hier soll nur der qualitative Nachweis besprochen werden.

● *Fruktosetest (qualitativ) nach Seliwanoff*

Ausführung:

Urin mit dem gleichen Volumen 25 % HCl kochen.

Etwas Resorzinol zufügen und wiederum 10 sec. kochen. Ein kräftig roter Niederschlag resultiert, der in Äthanol löslich ist bei Vorliegen von Ketozuckern.

Seltene Erkrankung, gelegentlich ergibt sich aber die Differentialdiagnose zum Diabetes mellitus.

Gärungsprobe (Diabetes)

Zum sicheren Nachweis von Glukose im Harn dient die Gärungsprobe, die allerdings durch die spezifische Glukoseoxydaseprobe (sh. da) überholt ist.

Reagenzien und Gerät:

3 Gärröhrchen, Backhefe

Ausführungen:

Im Gärröhrchen I   : Wasser und Hefe
Im Gärröhrchen II   : Harn und Hefe
Im Gärröhrchen III   : Zucker in destilliertem Wasser gelöst mit
                        Hefe
Alle 3 Röhrchen luftfrei füllen.
3 – 8 Stdn. bei 37°C in den Brutschrank stellen.

Beurteilung:

Gasbildung (= CO_2) beweist im Röhrchen II das Vorhandensein von Zucker nur unter der Bedingung, daß im Röhrchen I kein und im Röhrchen III viel Gas entsteht.

Einfacher ist die Glukoseoxydaseprobe mit dem Teststreifen.

Glukose (Diabetes, Galaktosurie, Alkaptonurie)

Für die Bestimmung der Glukose im Urin sind verschiedene kolorimetrische Methoden geeignet, z.B. der Firmen AS, HA und RO, ferner auch enzymatische, z.B. von AS und BOE. Eine andere Möglichkeit ist die der Polarisation (sh. da), die für die Routine (z.B. Diabetesambulanzen) meist angewandt wird.

Daneben existieren eine ganze Reihe klassischer Methoden zum qualitativen Nachweis von Zucker im Urin, die z.T. recht unspezifisch und störanfällig sind (*Trommersche* Probe, *Fehling*, *Benedikt*, usw.).

Diese Proben sind überholt durch die einfachen und spezifischen Schnelltests mit Teststreifen, die von verschiedenen Firmen, z.T. in Kombination mit anderen Untersuchungen (Eiweiß, Blut, P_H) geliefert werden.

Alle Teststreifen beruhen auf der Reaktion von Glukose mit Glukoseoxydase, einer spezifischen Reaktion. Eine Behinderung der Reaktion kann lediglich durch Askorbinsäure auftreten, was bei der Einnahme von Vitamin C -Tabletten zu berücksichtigen ist.

● *a) Glukosebestimmung durch Teststreifen, z.B. Clinistix (ME)*

Prinzip:

Glukoseoxydase hat die Fähigkeit, Glukose selektiv in Glukonsäure und Wasserstoffsuperoxyd zu spalten. Das gebildete H_2O_2 oxydiert unter Einwirkung von Peroxydase ein geeignetes Chromogen zu einem Farbstoff.

Zusammenstellung:

Clinistix besteht aus Streifen harten Filterpapieres von 0,5 x 6,0 cm. Das reaktive Ende ist mit Glukoseoxydase, Peroxydase und o-Toluidin getränkt. Das Chromogen wird bei der Reaktion zu o-Toluidin-blau oxydiert.

Ausführung:

Das reaktive Ende des Teststreifens wird kurz in den Harn gebracht oder direkt in den Harnstrom gehalten und sofort wieder entfernt. Eine innerhalb von 60 sec. auftretende Blaufärbung zeigt das Vorhandensein von Glukose an. Färbungen die später auftreten, sind nicht zu verwerten. In den kombinierten Streifen Uristix und Combi-Uristix wird der Glukosenachweis in der beschleunigten Form von 10 sec. durchgeführt.

Bei dem „Glukotest"-Streifen von BOE handelt es sich um einen 4 m langen Streifen, der fortlaufend von einer Rolle abgeschnitten werden kann. Die Probe ist halb quantitativ. Die Farbskala hat 5 Vergleichsstufen (0; 0,1; 0,25; 0,5 und 2 % Glukose). Ablesen nach 1 min.

NB.: In den USA kann man entsprechende Streifen in öffentlichen Toiletten aus dem Automaten ziehen!

● *b) Clinitest (ME)*

ist eine halbquantitative Methode zur Bestimmung von Harnzucker aufgrund der Kupferreduktionsprobe in Form von Tabletten und Lösungen.

Fa.:	Methode:	Bestimmungen:	DM:
BOE	Glukotest (Tes Tape) enzymatischer Test-streifen	120 Best.:	9,78
	UV-Test (Hexokinase-methode)	20 Best.: 100 Best.:	25,00 64,00
	Comburtest (Glukose, Eiweiß u. P$_H$)	50 Teststreifen	4,70
RO	*Fugget u. Nixon* *Richterich u. Colombo*	100 Mikrobest.	24,70

Die Glukosebestimmung im Urin ist eine unbedingt notwendige Methode für das Praxislabor.

Glukuronsäure (Pentosurie)

Methode nach Tollens

Reagenzien:

1. Naphthoresorcin 1 %-ige alkohol. Lösung aus 1,3-Dioxynaphthalin p.a.
2. Salzsäure, rauchend

Ausführung:

     5 ml Harn
+   0,5 – 1 ml 1 % alkohol. Lösung von Naphthoresorcin
+   5 ml konz. Salzsäure

15 min in siedendem Wasserbad bis Schwarzfärbung.
Nach dem Abkühlen mit Äther oder Benzol ausschütteln.

Beurteilung:

Bei Gegenwart von Glukuronsäure tritt eine violettblaue Farbe im Äther (Benzol) auf.

Bei Gegenwart von Pentosen tritt zwar auch Schwarzfärbung auf, es geht aber kein Farbstoff in den Äther oder das Benzol über.

Nicht notwendig für Routinelabor, da seltene Erkrankung.

Homogentisinsäure (Alkaptonurie)

Urin, der Homogentisinsäure enthält, dunkelt im Verlauf weniger Tage nach. Diese Erscheinung ist jedoch unspezifisch und tritt auch bei Gentisinsäure, Melanogen, Indikan, Urobilinogen, Porphyrin und Phenolen ein. Die Reduktionsprobe für Zucker fällt positiv aus, Glukoseoxydase reagiert negativ.

Quantitative Tests und papierchromatographische Methoden sind entwickelt worden.

Ein quantitativer Test besteht darin, daß man einen einzigen Tropfen Urin auf einen photographischen Film bringt und dazu einen Tropfen NaOH. In diesem Fall wirkt die Homogentisinsäure wie ein Entwickler, und die Filmschicht wird schwarz.

Dieser Test kann bei Tageslicht durchgeführt werden.

Nicht notwendig für Routinelabor, da seltene Erkrankung.

Kalium (Störungen im Wasser- und Elektrolythaushalt)

Die Kaliumbestimmung im Urin erfolgt am besten flammenphotometrisch. Steht kein Gerät zur Verfügung, so kann dieselbe Methode wie bei der Bestimmung im Serum verwendet werden.

● *Kalium im Urin – Chemische Bestimmung (HA)*

Die selbe Methode wie im Serum (sh. dort). Urin wird jedoch 1 : 10 verdünnt.

Normalwerte:

Tagesausscheidung: Ca. 1,5 – 3,5 g

Fa.:	Methode:	Bestimmungen:	DM:
HA	*Breh u. Gaebler*	20 Best.:	18,90

Die Kaliumbestimmung im Urin ist nicht so wichtig wie die im Serum.

Ketonkörper (Diabetes)

Neben der klassischen *LEGAL'schen* und *GERHARDT'schen* Probe für Azeton und Azetessigsäure, sowie anderen Proben stehen heute bereits verschiedene Schnelltests zur Verfügung, denen der Vorzug zu geben ist.

● *a) Nachweis von Ketonkörpern mit Acetest (ME)*

Die Tabletten bestehen aus Nitroprussidnatrium, Glyzin, Dinatrium-phosphat und Laktose. Der Mechanismus beruht auf der Nitroprussid-Natrium-Reaktion. Glyzin und Dinatriumphosphat sorgen für das richtige P_H. Laktose verstärkt die Färbung.

Ausführung:

Eine Reagenztablette wird auf eine saubere Unterlage gebracht und mit einem Tropfen Harn befeuchtet. Nach 30 sec. wird die entstandene Färbung mit der Farbskala verglichen.

Bewertung:

25 mg/100 ml Azetessigsäure resp. 100 mg/100 ml Azeton ergeben eine Färbung, die dem Farbton "Spuren" der Skala entspricht.

● *b) Nachweis von Ketonkörpern mit Ketostix (ME)*
Prinzip:

Streifen aus hartem Filterpapier (0,5 x 6 cm) sind an einem Ende mit einer Mischung aus Nitroprussidnatrium, Dinatriumphosphat und Glyzin getränkt. Der Reaktionsmechanismus ist wie oben.

Ausführung:

Das reaktive Ende des Streifens wird kurz in den zu untersuchenden Harn oder direkt in den Harnstrom gehalten. Die Reaktion wird bereits nach 15 sec. abgelesen. Bei negativer Reaktion bleibt der Streifen gelb-grau, bei positiver verfärbt sich das reaktive Ende von lavendelblau bis purpur. Ablesezeit von 15 sec. unbedingt einhalten.

Fa.:	Methode:	Bestimmungen:	DM:
ME	Acetest, Testtabletten	100 Stck 2000 Stck	
	Ketostix Teststäbchen	40 Stck 2000 Stck	

Einfacher Test, dabei wichtig — also besonders nützlich für das Praxis-labor.

Kreatinin (Störungen des Wasser- und Elektrolytstoffwechsels)

Die Kreatininbestimmung im Urin erfolgt mit denselben Methoden, wie im Serum. Demzufolge sind auch dieselben Testpackungen zu verwenden.

Der Urin wird dabei 1 : 100 verdünnt, und im übrigen wird wie beim Serum verfahren.

Normalwerte im Urin:

0,4 – 2,4 g in 24 Std.

Fa.:	Methode:	Bestimmungen:	DM:
HA	Pikratmethode nach *Kingsley u. Schaffert*	100 Best.:	15,10
BOE	Farbtest	30–90 Best.: + Trichloressig- säure 3 M	12,70 10,00
AS	Kreatininpack	50 Best.:	5,95

Natrium (Störungen des Wasser- und Elektrolytstoffwechsels)

Natrium wird am besten flammenphotometrisch bestimmt. Man kann es jedoch auch chemisch bestimmen, wie beim Serum angeführt.

Dabei wird wie folgt vorgegangen:
  0,4 ml Aqua dest in ein Zentrifugenglas füllen
+ 0,10 ml Urin
Dann wie beim Serum verfahren (sh. dort)

Normalwerte:

Ausscheidung im Urin sehr von der Nahrung abhängig. Werte bei etwa 1 – 5 g/24 Std.

Osmolarität (Störungen des Säure/Basen-Haushaltes, Störungen des Wasser- und Elektrolytstoffwechsels)

Die Konzentration der osmotisch aktiven Moleküle oder Ionen kann nicht in Milliäquivalent oder Millimol angegeben werden. Die Maßeinheit der osmotischen Konzentration ist das Osmol. Um osmotische Wirksamkeiten zu vergleichen, kann die Konzentration der in einer

Körperflüssigkeit enthaltenen Elektrolyte gemeinsam mit der Konzentration der nicht ionisierten Stoffe gemessen werden als osmolare bzw. osmolale Lösung.

Osmolarität bedeutet die Konzentration in Osmolen oder in Osmolen/L Lösung; Osmolalität bedeutet die Konzentration/kg Wasser.

Die Osmolarität kann mit Hilfe der Gefrierpunkterniedrigung bestimmt werden, die einen besonderen Apparat, ein Osmometer voraussetzt.

Mit Hilfe einer einfachen Formel kann man aber z. B. die Serum-Osmolarität errechnen:

$$\text{Serum-Osmolarität} = 2 \times \text{Na(mval/L)} + \frac{\text{Glukose (mg/100 ml)}}{18}$$

Normalwerte – Osmolalität	*Osmolarität*
Serum: 300 m Osmol/kg Wasser	290 – 300 m Osmol
Urin : 500 – 800 m Osmol/kg Wasser	

Für das Praxislabor nicht notwendig.

Oxalsäure (Oxalose)

Papierchromatographisch.

Nur für Speziallaboratorien.

P$_H$ (Störungen im Säure/Basen-Haushalt)

Zur Bestimmung des P$_H$ gibt es ein sehr reichhaltiges Angebot der Industrie an P$_H$–Metern, von sehr einfachen Modellen bis zu automatisch registrierenden Geräten. Für das Labor des praktizierenden Arztes genügt sicher die Verwendung von P$_H$-Papier, das ebenfalls von sehr vielen verschiedenen Firmen geliefert wird (z. B. Universalindikator-Papier Merck).

Bei den sog. kombinierten Schnelltests sind die Streifen der Firmen BOE und ME auch für die Bestimmung des P$_H$, allerdings in bestimmten Grenzen (P$_H$5 – P$_H$9), vorgesehen.

Die Ergebnisse des kombinierten Testes der Fa. ME stimmen gut mit denen überein, die man mit dem Universal-Indikatorpapier der gleichen Firma erhält.

Normalwerte für Urin

P$_H$ 4,6 – 8,0

Fa.:	Methode:	Bestimmungen:	DM:
BOE	Comburtest Schnelltest z. Nachw. v. Glukose, Eiweiß u. Bestmg. des P_H	50 Teststreifen	5,12
ME	Combi-Uristix: Nachw. + grobquant. Best. v. Eiweiß, Glukose Blut + P_H im Harn	50 Teststäbchen 2000 Teststäbchen	

Mit dem Teststreifen oder P_H—Papier gut durchführbar.

Phenylbrenztraubensäure (Phenylketonurie)

Neben der klinischen Symptomatik und gewissen körperlichen Merkmalen ist die Phenylbrenztraubensäure durch den pferdestallartigen Geruch des Urins zu erkennen, besonders aber durch den chemischen Nachweis für den auch ein Teststreifen(ME) zur Verfügung steht. Früherkennung ist besonders wichtig. Routinemäßige Reihenuntersuchungen werden bereits durchgeführt.

Prinzip:

Modifizierte Eisen (III)-chlorid-Reaktion.
Eisen(III)-Ionen bilden mit Phenylketonen, z. B. Phenylbrenztraubensäure, bei geeignetem P_H-Wert einen graugrünen Farbkomplex.

Ausführung:

Imprägniertes Ende eines Teststreifens kurz in den Harn tauchen oder gegen den feuchtesten Teil einer uringetränkten Windel pressen. Angefeuchtetes Ende nach 30 sec. mit der Farbskala vergleichen.

Auswertung:

Negativ: Färbung des Teststäbchens ist nach 30 sec. weiß bis cremegelb

Positiv: Feuchtes Ende des Teststäbchens verfärbt sich, den verschiedenen Stufen der Farbskala entsprechend.

N. B. Nur frischen Harn verwenden!

Empfindlichkeitsgrenze bei 8 mg/100 ml Phenylbrenztraubensäure.
Störung der Reaktion bzw. positiver Ausfall bei Gabe folgender Medika-

mente: Aspirin, Katecholamine, Tetrazykline, Phenothiazine, PAS.
Optimaler Zeitpunkt der Untersuchung: 4. — 6. Lebenswoche.

Fa.:	Methode:	Bestimmungen:	DM:
ME	Phenistix	50 Teststäbchen 1000 Teststäbchen	

Einfach und wichtig, daher zu empfehlen.

Polarisation (Apparat) (Diabetes)

Für die Beurteilung der Stoffwechsellage von Diabetikern ist die
Durchführung des quantitativen Glukosenachweises im Urin mit Hilfe
der Polarisation unerläßlich. Die Anschaffung eines Polarimeters gehört
zur Grundausstattung des Praxislabors.

Prinzip:

Zucker hat ein spezifisches Drehungsvermögen, das im Polarimeter bei
gelbem Natriumlicht abgelesen werden kann. Der Ablenkungsgrad ist
der Menge gelösten Zuckers proportional. Die Skalen sind auf g/100 ml
geeicht. Es gibt rechts- und linksdrehende Zucker, die einander in der
Drehungswirkung aufheben können. (Rechtsdrehende Substanzen:
Dextrose, Galaktose, Maltose, Saccharose, Pentose, freie Glukuronsäure. Linksdrehende Substanzen: Lävulose, Rohrzucker, Eiweiß,
β-oxy-Buttersäure, gebundene Glukuronsäure, Cystin).

Apparate und Reagenzien:

Polarimeter
Reagenzgläser
Trichter
Filterpapier
Tierkohle
Essigsäure 3 %

Ausführung:

In das Polarimeterröhrchen ohne Luftblase Harn hineinlaufen lassen
und verschließen.

Harn muß:

1. eiweißfrei sein. 10 ml Harn ganz kurz aufkochen, 2 — 3 Tropfen
   Essigsäure hinzufügen, filtrieren und mit Aqua dest. wieder auf
   10 ml auffüllen.

2. klar sein: durch einfaches Filtrieren, nach vorhergehendem Ausschütteln mit feiner Tierkohle + 1 — 2 Tropfen Alkohol oder mit etwas Bleiazetat in Substanz mit anschließendem Filtrieren.

Beurteilung:

Farbgleichheit einstellen und entsprechenden Wert auf der Skala in g/100 ml ablesen.

Unbedingt notwendig für das Praxislabor.

Porphyrine (Porphyrie)

Im Urin können Porphobilinogen, Uro- und Koproporphyrin nachgewiesen werden. Der Verdacht auf eine vermehrte Porphyrinausscheidung besteht bei positivem Ausfall folgender Proben:

1. Orientierende Proben

a) bei positivem Ausfall der sog. umgekehrten Aldehydprobe:
   2 ml *Ehrlich's* Reagenz (Dimethylamidobenzaldehyd 2,0 Salzsäure 20 % 100,0)
   + 2 Tropfen Urin.
   Positiv: = Rotfärbung

b) bei positivem Ausfall der *Heller'schen* Probe
   6 ml Harn
   + 2 ml Natronlauge (20 %)
   zusammen aufkochen
   Positiv: = rotbrauner Niederschlag

2. Porphobilinogen: Waldenström'sche Probe

Der Nachweis von Porphobilinogen ist beweisend für die akute intermittierende Porphyrie. Zur Differenzierung von Urobilinogen und Porphobilinogen wird die unterschiedliche Löslichkeit im Äther oder Chloroform herangezogen. Urobilinogen ist in beiden löslich, Porphobilinogen nicht.

Reagenzien:

Ehrlich's Reagenz, s.o.
Chloroform oder Äther

Ausführung:

In einem Reagenzglas

5 ml Harn
+ 5 ml Chloroform (oder Äther) mehrmals ausschütteln und jeweils die organische Phase (Alkohol oder Äther) verwerfen.

Dann
1 ml *Ehrlich*'s Reagenz zur wässrigen Phase (Harn) hinzufügen, kurz umschütteln.

Beurteilung:

Positiv: = Rotfärbung

3. Koproporphyrin — Fischer'sche Probe

Wird porphyrinhaltiger Harn mit Äther und Essigsäure geschüttelt, so geht Koproporphyrin in die Ätherphase über.

Reagenzien:

Eisessig
Äther
Salzsäure (10 %)

Ausführung:

In einem Erlenmeyerkolben
100 ml Harn
+   2 ml Eisessig
+ 12 ml Äther
kräftig schütteln, Ätherphase mit etwas Wasser waschen, dann einige ml Salzsäure hinzufügen.

Beurteilung:

Positiv: = Rotfärbung mit Rotfluoreszenz des Extraktes

Ferner Nachweis der typischen Banden bei 535 und 575 nm im Spektroskop und chemische quantitative Methoden.

Bei der relativen Häufigkeit der Porphyrie ist die Durchführung der einfachen Tests unbedingt zu empfehlen.

Spezifisches Gewicht (Störungen im Wasser- und Elektrolythaushalt, Diabetes.)

Prinzip:

Harn muß etwa 15°C warm sein, da die Urometer auf diese Temperatur geeicht sind. Für je 3 Grad Temperaturunterschied muß sonst 1 Urometereinheit ab- oder zugezählt werden.

Geräte:

Urometer
Thermometer
Meßzylinder (25 ml)

Ausführung:

Meßzylinder mit Harn füllen, Harntemperatur bestimmen und Urometer schwimmen lassen. Ablesen des Skalenwertes am Urometer in Höhe der Harnoberfläche.

Normalwerte:

1012 − 1024 (= 1,012 − 1,024)

Maximalwerte:

1001 − 1040 (= 1,001 − 1,040)

Fehlermöglichkeiten:

Bei Albuminurie über 2 − 3 ‰,
(Harn in diesen Fällen vorher durch Kochen und Filtrieren enteiweißen und durch Aqua dest. wieder auf das alte Volumen auffüllen) und bei Glukosurie.

Unbedingt notwendig und nützlich, z. B. als einfache "Nierenfunktionsprobe".

Sulkovitch-Test (Osteopathien, Myelom)

Der Sulkovitch-Test ist eine recht brauchbare orientierende Methode zum Nachweis der Calciumausscheidung im Urin. Das Reagenz kann man sich leicht selbst herstellen oder fertig beziehen (RO).

Prinzip:

Urin wird mit Oxalsäure versetzt. Das vorliegende Calcium fällt als Calcium-Oxalat aus.

Reagenz:

Sterilisierte wässrige Lösung von
Oxalsäure   0,132 M
Ammoniumoxalat   0,117 M
Essigsäure   0,554 M

Ausführung:

1. Das spez. Gewicht (sh. dort) einer Urinprobe wird bestimmt.
2. 5 ml Urin werden mit
   2 ml Oxalsäure-Reagenz tropfenweise versetzt

Beurteilung:

	Sulkovitch-Grad
Fällung sofort und kompakt:	4
Fällung sofort und wolkig	3
Deutliche Fällung nach 2 min	2
Schwache Fällung nach 2 min	1
Keine Fällung	0

Die Sulkovitch-Probe gibt einen groben Hinweis auf den Calciumgehalt des Urins.

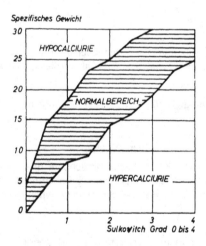

Abb. 1

Resultat in Sukovitch-Grad	Urin-Calcium (mg/100 ml)
0	2,1 + 1,2
1	5,3 + 5,0
2	9,5 + 6,6
3	19,3 + 8,6
4	36,7 + 10,4

Da der Grad der Ausfällung stark durch das spez. Gewicht beeinflußt wird, empfiehlt sich eine gleichzeitige Bestimmung des spez. Gewichtes.

Da leicht ausführbar, ist der Test zu empfehlen. Bei der Auslegung der Ergebnisse muß man jedoch vorsichtig sein.

Vitamine (Avitaminosen)

Vitaminbestimmungen sind – mit Ausnahme vielleicht von Vitamin C – bestimmten Speziallaboratorien vorbehalten und werden nicht einmal in allen großen Krankenhauslaboratorien durchgeführt. Bei Verdacht auf eine solche Erkrankung muß man sich mit dem betreffenden Speziallabor in Verbindung setzen.

Wir geben hier lediglich die Namen der Methoden bekannt und die Normalwerte.

	Methode:	Normalwerte:	
Vitamin A	Car und Price-Reaktion	Serum: Urin:	20–80μg/100 ml
Vitamin B B1	Thiochrommethode, mikrobiologisch	Serum: Urin:	3–11 μg/100 ml 50–500 μg/24 Std.
B2	Fluorometrisch, mikrobiologisch	Serum: Urin:	2,6–3,7 μg/100 ml 50–7200 μg/24 Std.
Nikotinsäureamid	Fluorometrisch, mikrobiologisch	Serum: Urin:	50 μg/100 ml 10–50 μg/24 Std.
B6	Fluorometrisch, mikrobiologisch	Serum: Urin:	2,6–4,3 μ/100 ml 133 μ/24 Std.
Folsäure	Fluorometrisch, mikrobiologisch	Serum:	0,7–2,7 μg/100 ml
B12	Mikrobiologisch Radioisotope		

Vitamin C

Prinzip:

Alle titrimetischen Bestimmungen der Askorbinsäure beruhen auf ihrer Reduktionswirkung, die auf eine im Molekül enthaltene Dienolgruppe zurückzuführen ist. Titration mit 2,6—Dichlorphenolindophenol.

Hierbei reagiert Vitamin C mit 2,6-Dichlorphenolindophenol, einem blauen Farbstoff der Indophenolreihe.

Herstellung der Farbstofflösung

Ca. 0,2 g 2,6-Dichlorphenol-indophenol (ME) werden mit 5 g Kieselgur verrieben, das Pulver mit 400 ml Wasser in eine Flasche gespült und 10 − 20 min. geschüttelt.
Man filtert die Lösung auf einer kleine Nutsche ab.

Einstellen der Farblösung:

Mit ca. 200 ml Aqua dest., das zuvor erhitzt und wieder abgekühlt wurde, stellt man sich eine 0,2 %-ige Askorbinsäurelösung her (10 mg Askorbinsäure auf 50 ml Wasser).

10 ml Essigsäure (30 %-ig) in einen Erlenmeyerkolben geben. Aus Präzisionsbürette 1,5 − 2,5 ml der Askorbinsäurelösung zufließen lassen und mit Indophenollösung titrieren bis blaue Farbe in Rot umschlägt und dann verschwindet. Tropfenweise bis zu schwacher Rosafärbung weitertitrieren. 1 ml der Indophenollösung entsprechen 0,2 ml Askorbinsäure.

Ausführung:

20 ml Urin im Erlenmeyerkolben
+ 5 ml verdünnte Essigsäure

Aus Bürette Farbstofflösung zutropfen lassen bis Rosafärbung.

Normalwerte:

Serum: 0,2 − 2,0 mg/100 ml
Urin: 0,57 − 6,5 mg/100 ml

	Methode:	Normalwerte:	
Vitamin D		Serum:	66−165 I.E.
Vitamin E	Papierchromatographie Chemische Bestimmung	Serum:	0,6−1,6 mg/100 ml
Vitamin K	Chromatographie Chemischer Nachweis	Urin:	>7,5 µg/100 ml

3. Funktionstests und spezielle Untersuchungen

Hier können nur die wichtigsten Tests erwähnt werden. Für eine vollständigere Sammlung von Funktionstests sei auf das neu aufgelegte Buch von *Küchmeister* "Klinische Funktionsdiagnostik" hingewiesen.

Funktionstests für die verschiedenen Stadien des Diabetes

Dieses Tests werden am besten in Form einer tabellarischen Übersicht dargestellt, die dem Buch von *Leibel u. Wrenshall* "On the Nature and Treatment of Diabetes" (New York, Excerpta Medica Foundation 1965) entnommen ist.

	Prädiabetes	Subklinischer Diabetes	Latenter Diabetes	Manifester Diabetes
Nüchtern-blutzucker	normal	normal	normal oder↑	↑
Orale Glukose-belastung	normal	normal (pathologisch bei Schwangerschaft)	patholo-gisch	nicht notwendig
Kortison-Glukosebelastung	normal	pathologisch	nicht notwendig	—
IMI	↑	↑	↑	↑
Gefäßver-änderungen	+	+	++	++++

IMI = immunological measurable insulin

Der Wert der intravenösen Glukosebelastung und des Tolbutamidtestes ist für die Frühdiagnose des Diabetes mellitus noch umstritten.

Wir empfehlen z. Zt. die orale Glukosebelastung mit 50 g Glukose (sh. da). Der Tolbutamidtest mit Bestimmung der IMI ist hingegen der beste Test zum Ausschluß eines Hyperinsulinismus.

Wichtig für alle Tests sind natürlich exakte Blutzuckerbestimmungen, wobei zu beachten ist, ob eine Methode mit oder ohne Restreduktion (im letzteren Fall "wahre Glukose") verwendet wurde.

Eisenbelastung oral (Eisenstoffwechselstörungen)

Die orale Eisenbelastung ergibt bei ungestörten Resorptionsverhältnissen ein wahres Bild über das evtl. Vorliegen eines Eisenmangels. Bei gestörten Resorptionsverhältnissen ist eine intravenöse Eisenbelastung vorzuziehen.

Ausführung:

Der Patient bleibt nüchtern und hält während der Versuchsdauer Bettruhe ein. Es werden zunächst nüchtern 10 ml Venenblut mit innenpolierten V2A-Stahl-Kanülen in eisenfrei gemachte Gläschen gefüllt. Anschließend erhält der Patient 200 – 500 mg zweiwertiges Eisen in Form eines der handelsüblichen Präparate per os. Nach 2, 4 und evtl. 6 Stunden werden jeweils wieder 10 ml Blut entnommen.

Die Eisenbestimmung erfolgt nach den an anderer Stelle beschriebenen Methoden.

Bewertung:

Normalerweise steigt der Serumeisenspiegel nach peroraler Eisengabe bei den angegebenen Dosen nur wenig an. Bei echtem Eisenmangel findet sich ein starker Anstieg der Serumeisenwerte bei erniedrigter Ausgangslage. Der sog. larvierte Eisenmangel zeigt bei normalem Blutbild und normalem Serumeisennüchternwert doch einen ähnlich starken Anstieg der Werte nach Belastung wie die echten Eisenmangelanämien.

Infekt- oder Tumoranämien lassen den Anstieg meist vermissen. Hämolytische Anämien und dekompensierte perniziöse Anämien haben meist hohe Serumeisenwerte und zeigen keinen wesentlichen Anstieg nach Belastung.

Sicherer ist noch die Bestimmung der Eisenbindungskapazität (sh. dort).

Wenn die Eisenbestimmung im Praxislabor aufgebaut ist, kann auch der Belastungstest empfohlen werden.

Glukosetoleranztest: (Diabetes u. Vorstadien)

Der früher sehr häufig durchgeführte *Staub-Traugott*-Test (doppelte Glukosebelastung) wird heute wegen seiner schwierigen Deutung und schlechten Reproduzierbarkeit kaum noch angewandt. Wir empfehlen die orale Glukosebelastung mit 50 g Glukose.

a) Orale Glukosebelastung

Ausführung:

Nach Entnahme eines Nüchternblutzuckers wird eine Standarddosis von 50 g Glukose, gelöst in 250 ml Wasser, verabreicht. Weitere Bestimmungen der Blutzuckerkonzentration erfolgen nach 30, 60, 90, 120 und 180 Minuten.

Beurteilung:

Schillin, Oberdisse, Hüter und Blank (Diabetologia Vol. No. 3/4, 187 (1966)) fanden mit einer Autoanalyzermethode für Blutzucker, deren Werte etwa um 7 % über denen der "wahren Glukose" liegen, folgende *Normalwerte* (Mittelwert von 133 Personen):

Nüchtern:	74 mg/100 ml	90 min: 105 mg/100 ml
30 min:	134 mg/100 ml	120 min: 100 mg/100 ml
60 min:	123 mg/100 ml	180 min: 75 mg/100 ml

Das Lebensalter spielt bei den Normalpersonen keine Rolle. Gute Übereinstimmung besteht mit der i.v. Glukosebelastung. Die i.v. Glukosebelastung ist nach den genannten Autoren bei Fettsüchtigen und zur Entdeckung eines latenten Diabetes vorzuziehen.

Dieser Test ist auch in der Praxis durchführbar.

b) Intravenöse Glukosebelastung (Conardtest) (Diabetes und Vorstadien)

Nach Entnahme eines Nüchternwertes für Blutzucker werden 50 ml einer 50 %-igen Glukoselösung (= 25 g Glukose) in 2 – 4 min in die Cubitalvene injiziert.

Weitere Blutzuckerbestimmungen erfolgen 20 und 40 min nach der Injektion. Die Glukosetoleranz wird nach rechnerischer Ermittlung der Konstanten bestimmt. Diese ergeben sich aus der Gleichung:

$$K \times 10^2 = \frac{\log C1 - \log C2}{t2 - t1} \times \log n \ 10 \times 100$$

(K = Verschwinderate der Glukose, C = Glukose in mg/100 ml, t = Zeit)

Wenn die Ergebnisse auf halblogarithmischem Papier als Funktion der Zeit aufgetragen werden, so entsteht eine abfallende Gerade, aus deren Neigungswinkel man mit Hilfe einer Tabelle den "K–Wert" ermitteln kann.

Normalwerte:

(nach den oben genannten Autoren bei 122 gesunden Personen)

$$K \times 10^2 = 2,11 \pm \frac{1,54}{0,71}$$

Hungerversuch (Hyperinsulinismus)

Der Hungerversuch ist neben dem Rastinontest der beste Test zur Aufdeckung eines Hyperinsulinismus.

Ausführung:

Am Abend vor dem Test dem Patienten kein Abendbrot geben. Am nächsten Tag bei körperlicher Bewegung lediglich ungesüßten Tee — sonst keinerlei Nahrung — gestattet. Blutzuckerentnahme alle 2 Std. bis zum Abend.

Bewertung:

Werte unter 40 mg/100 ml sind sicher pathologisch.
Auf hypoglykämische Zeichen achten.
Glukoselösung bereit halten!

Kongorotprobe (Amyloidose)
Prinzip:

Injiziert man Kongorot in den Blutkreislauf, so wird dieses von dem amyloidhaltigen Gewebe gebunden.

Ausführung:

1. Blutabnahme morgens nüchtern: 10 ml Blut aus der möglichst ungestauten Armvene. Anschließend Injektion von 10 ml 1 %-iger steriler Kongorotlösung i.v.

2. Blutabnahme 3 min nach der Injektion (10 ml)

3. Blutabnahme 60 min nach der Injektion (10 ml)

Blut gerinnen lassen und Extinktion des Serums der einzelnen Proben im Photometer bei 520 nm messen.

Berechnung:

$$X \% = 100 \times \frac{E1 - E2}{E1}$$

E1 = Probe 2 (nach 3 min)
E2 = Probe 3 (nach 60 min)

Vergleichsküvette jeweils mit Probe 1 (Leerwert) füllen.

Bewertung:

Werte über 75 % Schwund sind beweisend für Amyloidose.

Murexidprobe (Gicht)

Zu untersuchendes Material (Tophusinhalt, Nierenstein) in einem Porzellantiegel zerreiben. Mit etwas Salpetersäure übergießen, eindampfen und nach dem Erkalten 1 Tropfen Ammoniak hinzusetzen.

Entsteht eine purpurrote Färbung, die nach Zusatz von Natronlauge in violett übergeht, so ist die Probe positiv.

Tolbutamidtest (Rastinontest) (Diabetes mellitus, Hyperinsulinismus)

Der Tolbutamidtest eignet sich besonders zur Sicherung der Diagnose bei fraglichen Diabetesfällen und zum Ausschluß eines Hyperinsulinismus.

Ausführung:

1. Am Testtag morgens zunächst Nüchternblutzucker bestimmen
2. Im Anschluß daran wird der Inhalt einer Ampulle Rastinon (Tolbutamid) (5 % in 20 ml = 1 g) langsam (innerhalb von 3 min) und gleichmäßig injiziert. Bei Kindern sind 20 mg Tolbutamid per kg KGW zu injizieren (0,4 ml der 5 %-igen Lösung)
3. 20 und 30 min nach der Injektion werden erneute Blutzuckerbestimmungen durchgeführt.

Beurteilung:

Beim Stoffwechselgesunden zeigt sich nach 20 min ein eindrucksvoller Blutzuckerabfall, der sich nach 30 min noch verstärkt. Der 20 min-Wert soll mindestens eine Blutzuckersenkung um 20 % vom Ausgangswert zeigen. Bei einem geringeren prozentualen Abfall des Blutzuckers vom Ausgangswert ist eine diabetische Stoffwechsellage anzunehmen.

Tolbutamidtest bei Verdacht auf Hyperinsulinismus

Hierbei erfolgt die Blutabnahme während der ersten Stunde nach der Injektion der Testampulle alle 15 min und in den darauffolgenden 2 Std. alle 30 min.

Bewertung:

Bei sog. funktionellem Hyperinsulinismus kommt es zu einem raschen Abfall der Blutzuckerwerte innerhalb von 20 – 45 min. In den anschließenden 90 – 180 min steigt die Blutzuckerkonzentration wieder bis zum Normalwert an.

Patienten mit Insulom zeigen dagegen nach Tolbutamid i.v. einen stärkeren Blutzuckerabfall, danach folgt eine über 3 Stunden anhaltende Dauerhypoglykämie.

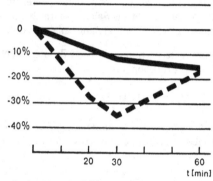

Abb. 2: Blutzuckerkurvenverlauf (Mittelwerte) nach i.v. Injektion von 1 g Rastinon bei gesunden (– –) und diabetischen (—) Personen.

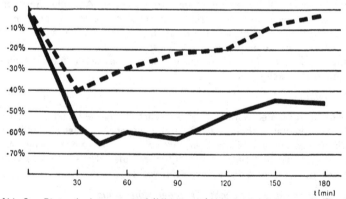

Abb. 3: Blutzuckerkurvenverlauf (Mittelwerte) nach i.v. Injektion von 1 g Rastinon bei Patienten mit funktionellem oder hepatogenem Hyperinsulinismus (– –) und Insulom-Patienten (—).

Der Test kann durchaus im Praxislabor durchgeführt werden.

4. Standard- und Kontroll—Lösungen

Standard- und Kontroll—Lösungen sind heute für ein klinisch-chemisches Labor unentbehrlich geworden.

Für viele Methoden (s. oben) läuft ein Standard mit, der für die Errechnung des Resultates unumgänglich ist. Für die Gütekontrolle aller Proben sollen von Zeit zu Zeit, nach Möglichkeit bei jedem großen Ansatz, Kontroll—Lösungen mitgeführt werden. Nur so ist die Gewähr gegeben, daß man sich wirklich zu jeder Zeit auf die erhaltenen Werte verlassen kann. Allerdings sind die käuflichen Kontrollseren nicht gerade billig. Man kann sich auch selbst ein Kontrollserum herstellen, dessen Gehalt an verschiedenen Bestandteilen man exakt ermittelt hat und das man in einer Tiefkühltruhe immer wieder einfrieren muß. Beim Auftauen ist auf exaktes Durchmischen zu achten.

Im folgenden ist eine Liste der wichtigsten Standard- und Kontroll-Seren gegeben, die in ihrer Qualität im wesentlichen als gleichwertig zu betrachten sind.

MERZ + DADE			DM
Lab-Trol	6 Fl. a 3,5 ml: 43,00	Fl. a 25 ml:	46,00
	6 Fl. a 7,5 ml: 85,00	Fl. a 500 ml:	763,00
Patho-Trol	6 Fl. a 3,5 ml: 43,00	Fl. a 25 ml:	46,00
		Fl. a 500 ml:	763,00
AQC-SET	(Accuracy in Quality Control) Kombination von 25 ml Lab-Trol und 25 ml Patho-Trol:		85,00
Moni-Trol I	22 Substanzen Normal	6 Fl. a 5 ml:	63,00
Moni-Trol II	pathol. Bereich	6 Fl. a 5 ml:	63,00
Choles-Trol	Cholesterol	6 Fl. a 3,5 ml:	40,00
GÖDECKE			
Versatol	Standard und Kontrolle für 14 Serumbestand-teile im Normalbereich	3 Fl. a 5 ml: 10 Fl. a 5 ml:	35,00 97,90
Versatol A	Standard und Kontrolle f. 16 Serumbestandteile im pathol. Bereich	10 Fl. a 5 ml:	97,90
LA ROCHE			
Eiweiß-Standard (Biuret)		2 x 5 ml:	10,90

TRAVENOL (HYLAND)

Klinisch-Chemisches Kontrollserum mit pathol. Werten:	6 x 5 ml:	63,0
Klinisch-Chemisches Kontrollserum mit Normalwerten:	6 x 5 ml:	63,0
Klinisch-Chemisches Kontrollserum mit Spezialwerten:	6 x 5 ml:	68,0
Kontrol-Urin	3 x 25 ml:	69,3
Supplementär-Kontroll-Urin	3 x 25 ml:	69,3

III. Diagnostischer Teil

In diesem Teil werden die einzelnen Erkrankungen bzw. Stoffwechsel-störungen stichwortartig besprochen unter Hinweis auf die jeweiligen Methoden, die zur Klärung der Diagnose beitragen können.

1 a) Diabetes mellitus

P a t h o g e n e s e: Mangel an wirksamem Insulin, Gegenregulation durch Glukagon, ACTH, STH, Glukokortikoide, Antikörper. Symptome bei Beginn: Polyurie (hohes spez. Gewicht des Urins über 1030), Polydipsie, Glukosurie, Gewichtsverlust, Hautjucken, Azeton-geruch, Azetonurie, Azidose, Schwäche, Koma.

S t a d i e n e i n t e i l u n g:

1. Prädiabetes: Lediglich Veränderung der IMI (immunological measurable insulin)

   Mütter von "Riesenkindern", gewisse histologische Zeichen an Kapillaren.

2. Subklinischer Diabetes: Glukosebelastung pathologisch nur während einer Schwangerschaft, Kortison-Glukosebelastung pathologisch, IMI erhöht.

3. Latenter Diabetes: Pathologischer Ausfall der oralen Glukosebe-lastung und der i.v. Glukosebelastung (93) sowie des Tolbutamid-tests (95).

4. Manifester Diabetes: Hyperglykämie, Glukosurie, Azetonurie, Nüchternblutzucker, Blutzuckertagesprofil, Urinpolarisation (84). Schnelltests für Blutzucker (16), Urinzucker (76), Azetonkörper (80).

K o m p l i k a t i o n e n: Haut (Hautjucken, Pruritus vulvae, Furunku-lose, Panaritien, Phlegmonen, Paradentose, Karies, Xanthelasmen). Infektionen (Tbc, Pyelitis).

Fettleber, Gefäßerkrankungen (Allgem. Arteriosklerose, Gangrän, Koronarsklerose, diabetische Glomerulosklerose).

Augen (Diabetische Katarakt, Retinopathia diabetica).

Gonaden (Impotenz)

Schwere Komplikationen des Diabetes, wie Schock mit Bewußtlosigkeit oder Koma diabeticum mit damit verbundenen Störungen im Kohlenhydrat—, Fett— und Elektrolytstoffwechsel sowie Säure/Basenhaushalt, müssen selbstverständlich sofort dem Krankenhaus überwiesen werden.

D i a g n o s t i k: Für die meisten Funktionstests genügt die Durchführung einer der Methoden für Glukose im Serum (16, 18, 20). Für die Bestimmung der Glukose (76) und der Ketonkörper (80) im Urin existieren zahlreiche Untersuchungsmethoden, die alle mit einfachen Laboruntersuchungen, bzw. Schnelltests, durchgeführt werden können. Solche Tests sind auch für die Selbstkontrolle der Diabetiker geeignet und werden neuerdings auch als Suchtest bei der Entdeckung neuer Diabetesfälle in der Bevölkerung eingesetzt. Die Einstellung und Überwachung der Diabetiker geschieht unter Zuhilfenahme der durch Polarisieren (84) gewonnenen quantitativen Zuckerausscheidung im Urin.

1 b) Hyperinsulinismus

P a t h o g e n e s e: Adenome (10 % Karzinome) der B-Zellen des Pankreas, ferner bei Insulinüberdosierung, M. Addison, Hypophysenvorderlappeninsuffizienz, Dumping—Syndrom nach Magenresektion, Leberzirrhose, Hungerzustand, vegetative Labilität.

S y m p t o m e: Neurologisch-psychische Zeichen (Verwirrtheitszustände, Sprachstörungen, Krämpfe)
Nüchternblutzucker niedriger als 40 mg/100 ml
Schocksymtome: Schweißausbruch, Schwäche, Tremor, Heißhunger.
Bei mildem Verlauf können Heißhungerzustände zu Fettsucht führen.

D i a g n o s t i k: Zum Nachweis eines Inselzellenadenoms bedient man sich folgender Tests: Hungerversuch (94), Nüchternblutzuckerbestimmungen (evtl. Untersuchung der Insulinaktivität im Serum, die aber nur in Speziallaboratorien durchgeführt wird), Tolbutamidtest (95); evtl. führt noch ein unter Tolbutamidgabe durchgeführtes Elektroencephalogramm mit typischem Verlauf oder eines szintigraphische Darstellung des Pankreas weiter.

1c) Renale Glukosurie:

P a t h o g e n e s e: Isolierter angeborener Defekt der renalen tubulären Rückresorption von Glukose. Kann auch in Verbindung mit anderen tubulären Defekten auftreten.

S y m p t o m e: Glukosurie bei niedrigen oder normalen Nüchternblut-zuckerwerten und normaler Glukosetoleranz. Keine Vorstufe eines Diabetes mellitus.

Gelegentlich tritt bei positiver Reduktionsprobe im Urin die Frage auf, ob wirklich Glukose oder eine andere reduzierende Substanz nachgewiesen wurde. Hierbei helfen a) die Gärungsprobe (76), b) der spezifische Nachweis mit Hilfe der Glukoseoxydaseprobe (76), c) der Nachweis anderer Zuckerarten, z. B. Fruktose (75), Galaktose (33).

2a) Fettsucht

P a t h o g e n e s e: Mißverhältnis zwischen Kalorienaufnahme und körperlicher Betätigung, Störung regulierender Zentren im Hypothalamus? Regulation durch A—V. Glukosedifferenz gestört?

Psychologische Einflüsse, nur selten endokrinologische Ursachen (M. Cushing verschiedenster Ursache, M. Fröhlich).

S y m p t o m e: Übergewicht, Neigung zu Hypertonus, Diabetes, Arteriosklerose, Gicht, Gallensteine.

Alveoläre Hypoventilation mit Hypoxie, Polycythämie und Somnolenz (sog. Pickwick-Syndrom)

D i a g n o s t i k: Gewichtskontrolle, Wachstumskurven für Kinder, Messung von Hautfalten, Ausschluß endokriner Ursachen durch Hormonbestimmung und -tests (siehe Band Endokrinologie). Ausschluß eines Diabetes s. oben.

2b) Magersucht

P a t h o g e n e s e: M. Addison, Simmond'sche Kachexie, Sheehan-Syndrom, Marfan-Syndrom, Anorexia nervosa, exogene Magersucht durch Unterernährung oder Malabsorption.

Diabetes mellitus, Tumorkachexie, Tbc.

S y m p t o m e: Untergewicht, Hungerödeme, bei Frauen Amenorrhoe, sonstige endokrine Ausfallserscheinungen, Mißbildungen bei Marfan-Syndrom, psychische Auffälligkeiten.

D i a g n o s e: Gewichtskontrolle, Anamnese, psychische Exploration, Ausschluß eines Diabetes (s. d.), eines Tumors oder einer konsumierenden Erkrankung, eines Malabsorptions-Syndroms, zum Ausschluß endokriner Ursachen Hormonbestimmungen. (s. Band Endokrinologie).

3. Gicht

P a t h o g e n e s e: Undefinierte angeborene Stoffwechselstörung oder als sekundäre Gicht bei Polycythämie und anderen sogen. myeloproliferativen Erkrankungen, Produktion von Harnsäure vermehrt, auch nach bestimmten Medikamenten Erhöhung der Harnsäure (z. B. Hydrochlorothiazid).

S y m p t o m e: Harnsäure im Serum mehr als 5 mg/100 ml. Harnsäure im 24-Std.-Urin mehr als 500 mg. Ablagerung von Harnsäure im Körper (Tophi, in den Nieren). Gichtattacken, typischer Beginn in der Großzehe. Zystisch ausgestanzte Knochendefekte, Urolithiasis, Manifestationen meist im mittleren Lebensalter.

D i a g n o s e: Anamnese, Untersuchungsbefund, Röntgenaufnahmen, Harnsäure (38) im Serum, Harnsäure (38) im Urin. Ansprechen auf Colchizin, Murexidprobe (95) aus Tophusmaterial.

4. Sonstige angeborene Stoffwechselerkrankungen

a) Lipoidosen (Hyper- und Hypolipidämie)

Die Serumlipidfraktion setzt sich zusammen aus Neutralfetten, Cholesterol und verschiedenen Phosphatiden.

Bei physiologischen Konzentrationen sind Neutralfette und Phosphatide, zum Teil auch das Cholesterol an bestimmte Proteine des Serums gebunden und werden in dieser Form transportiert. Verminderung ihrer Konzentration wie bei A-ß-Lipoproteinanämie (*Bassen-Kornzweig*-Syndrom) und bei Hypo—α—Lipoproteinämie (*Tangier* Disease) sind Seltenheiten.

Häufig treten dagegen Hyperlipidämien auf.

Bei Triglyzerid-Konzentrationen von mehr als 400 mg % kommt es zu lipämischen Trübungen im Serum. Triglyzeridwerte von mehr als 175 mg % im Nüchternserum gelten aber schon als erhöht. Sie sind als möglicher pathogenetischer Faktor für Herz- und Kreislauferkrankungen sowie von arteriosklerotisch bedingten Durchblutungsstörungen von Bedeutung.

Ferner können erhöhte Lipide zu Kohlenhydrat-Toleranzstörungen und damit zur Manifestation eines Diabetes mellitus führen.

Man muß daher feststellen, ob die Vermehrung der Gesamtlipide, insbesondere des Neutralfettes im Serum, Begleitsymptom einer Erkrankung oder Ausdruck einer essentiellen Hyperlipidämie ist.

Essentielle Hyperlipoproteinämien

Die Einteilung erfolgt 1.) nach der Lipoid- bzw. Lipoproteinveränderung,
2.) nach der Ansprechbarkeit auf Diäten.

Eine erste Einteilung kann erfolgen nach den vorwiegend vermehrten Lipiden.

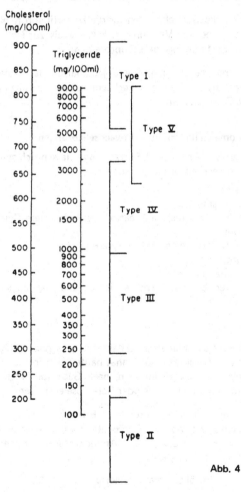

Abb. 4

I. Essentielle Hypertriglyzeridämie
II. Familiäre Hypercholesterolämie.

Mit Hilfe eines Nomogramms (nach *Harlan*) ist eine solche Einteilung möglich.

Durch Anlegen eines Lineals an den gefunden Werten für Cholesterol und Triglyzeride ist eine grobe Zuordnung möglich.

Die Vielzahl der Bezeichnungen für die Hyperlipoproteinämien beruht auf den verschiedenen Verfahren zum Nachweis, zur Isolierung und zur quantitiven Bestimmung von Lipoproteinen.

Die Verfahren nutzen folgende Eigenschaften der Molekülkomplexe aus: Form, Größe, Dichte, Oberflächenladung, Löslichkeit, immunochemische Eigenschaften.

b) Symptomatische Lipoid-Stoffwechselstörungen

Bei einer großen Anzahl von Erkrankungen lassen sich symptomatische Lipoid-Stoffwechselstörungen finden.

So findet sich eine
Hyperglyzeridämie bei:
> Diabetes mellitus, Pankreatitis, nephrotischem Syndrom Glykogenose.

Hypercholesterolämie bei: Hypothyreose.
> Hypothyreose.

Hyperphosphatidämie bei:
> Primärer biliärer Cirrhose, intra- und extrahepatischem Verschluß-Ikterus.

c) Galaktosämie

P a t h o g e n e s e : Mangel an Galaktose-1-phosphat-Uridyl-transferase. Galaktose und Galaktose-1-phosphat häufen sich in Blut und Geweben an, erscheinen im Exzeß im Urin, nach Gabe von Milch oder anderer Nahrungsmitteln, die Laktose oder Galaktose enthalten.

S y m p t o m e : Kinder betroffen, Erbrechen, Diarrhoen, Hepatomegalie, Gelbsucht, Aszites, Zurückbleiben der geistigen Entwicklung, Kataraktbildung, Proteinurie, Aminoazeturie, hyperchlorämische Azidose, Hypokaliämie, Ketose.

D i a g n o s e : Erhöhte Galaktosewerte im Blut (33).

| | Essentielle Hypertriglyzeridämien | | | Familiäre Hypercholesterolämien | |
	fettinduzierte Form (Typ I)	kohlenhydrat-induzierte Form (Typ IV)	kalorisch (fett- und kohlenhydrat) induzierte Form (Typ V)	ohne begleitende Hypertriglyzeridämie (Typ II)	mit begleitender Hypertriglyzeridämie (Typ III)
Plasma	milchig trüb	klar oder trüb	milchig trüb	klar	klar oder trüb
Cholesterol	leicht erhöht	normal oder leicht erhöht	leicht erhöht	erhöht	erhöht
Triglyzeride	stark erhöht	erhöht	erhöht	normal	erhöht
Chylomikronen	stark vermehrt	normal	stark vermehrt	normal	normal
β-Lipoproteine	normal	normal	normal	vermehrt	vermehrt
α₂-Lipoproteine (=prä-β-Lipoproteine)	normal	vermehrt	vermehrt	normal	vermehrt
Glukose-Toleranztest	normal	pathologisch	pathologisch	normal	pathologisch
Alter der Entdeckung	als Kind	als Erwachsener	als Erwachsener	in der Adoleszenz	als Erwachsener
Arcus senilis	∅	∅	∅	+	+
Xanthom eruptiv	+	+	+	∅	+
Xanthom tuberös	∅	∅	∅	+	+
Xanthom (Sehnen-)	∅	∅	∅	+	+
Arteriosklerose	∅	+	+	+	+
Diabetes mellitus	∅	+	+		+

Positive Reduktionsprobe im Urin (76) bei negativer Glukoseoxydase-probe (76).

Nachweis des Fehlens des Fermentes in den Erythrozyten.

d) Fruktosurie

P a t h o g e n e s e: Mangel an Fruktokinase führt zu hohen Fruktose-spiegeln im Blut und Übertritt in den Urin. Keine klinischen Zeichen.

Fruktoseintoleranz:

Mangel an Fruktose-1-phosphat-aldolase.

Zufuhr von Fruktose führt zu Fall der Blutglukose, Hypoglykämie und Erbrechen, Hepatomegalie, Proteinurie (73), Aminoazeturie . Bei Erwachsenen Widerwillen gegen Süßigkeiten und Früchte.

D i a g n o s e: Anamnese, Nachweis von Fruktose (75) im Urin.

e) Pentosurie

P a t h o g e n e s e: Essentielle: Block im oxydativen Stoffwechsel von Glukuronsäure. Excessive Ausscheidung von L-Xylulose im Urin. Fast nur bei Juden.

Alimentäre Pentosurie nach Gemüse, Früchten oder Beeren, die viel Pentosen enthalten.

S y m p t o m e : Keine.

D i a g n o s e: Normale Glukosetoleranzkurve (93). Negativer Test mit Glukoseoxydase (76), keine Gärung mit Hefe (76), spezif. Nach-weis.

f) Alkaptonurie

P a t h o g e n e s e: Meist bei Männern. Mangel an Homogentisinsäure-Oxydase und vermehrtes Auftreten von Homogentisinsäure als Abbauprodukt von Tyrosin und Phenylalanin.

S y m p t o m e: Dunkelfärbung des alkalisierten Harnes. Ablagerung eines dunklen Pigmentes in Knorpel, Sehnen. Degenerative Gelenkver-änderungen. Verkalkung der Bandscheiben, Blasensteine.

D i a g n o s e: Familienanamnese, Dunkelfärbung des Urins. Positive Reduktionsprobe (76), Isolierung der Homogentisinsäure (79).

g) Phenylketonurie

P a t h o g e n e s e: Mangel an Phenylalaninhydroxylase verhindert Umwandlung von Phenylalanin in Tyrosin. Anhäufung von Phenylalanin im Körper, Ausscheidung im Urin oder Transaminierung zu Phenylbrenztraubensäure. Serotonin, Noradrenalin und Adrenalin im Blut verringert.

S y m p t o m e: Geistige Unterentwicklung (65 % I.Q.<20). Epileptische Anfälle, eigenartiger mäuseartiger Geruch.

D i a g n o s e: Beweisend ist der Nachweis von Phenylbrenztraubensäure (83) im Urin. Hoher Phenylalaninspiegel im Blut.

Frühentdeckung besonders wichtig, da geistige Entwicklung unter Umständen noch gewährleistet sein kann durch entsprechende Therapie.

h) Aminoazidurie

P a t h o g e n e s e: Vermehrtes Angebot und dadurch Ausscheidung im Urin von Aminosäuren bei Stoffwechseldefekten im Aminosäurenstoffwechsel oder bei defekter (angeborener oder erworbener) tubulärer Rückresorption einzelner oder mehrerer Aminosäuren (Cystin, Glyzin u.a.). Auch kombiniert mit vermehrter Ausscheidung anderer Metaboliten und Elektrolyte, Wachstumsverzögerung.

D i a g n o s e: Nachweis der vermehrten Ausscheidung der betreffenden Aminosäuren durch einzelne chemische Nachweismethoden oder durch Chromatographie.

i) Cystinose

P a t h o g e n e s e: Angeborene Störung des Cystinstoffwechsels mit Ablagerung von Cystin in den Geweben, besonders im RES, Leber, Milz, Lymphknoten, Cornea, Nieren.

S y m p t o m e: Wachstumsverzögerung, Rachitis, Dehydrierung, Polyurie, Urämie.

D i a g n o s e: Cystinnachweis (71) im Urin, Nitroprussidtest.

k) Oxalose

P a t h o g e n e s e: Angeborener Stoffwechseldefekt mit übermäßiger Biosynthese von Oxalsäure und Ablagerung als Calciumsalz in den Geweben.

S y m p t o m e: Nierensteine, Nephrokalzinose, Osteoporose, Niereninsuffizienz.

D i a g n o s e: Nachweis vermehrter Oxalsäure ( ) im Urin.

I) M. Wilson

P a t h o g e n e s e: Angeborene Stoffwechselstörungen mit Leberzirrhose und progressiver Destruktion des Zentralnervensystems (äußeres Segment des N. lenticularis).

Typisch ist die Ablagerung von Kupfer im Gehirn und der Leber.

S y m p t o m e: Hohe Ausscheidung von Kupfer und Aminosäuren im Urin, Verminderung des Cöruloplasmins (27) im Serum und der Serum-Kupfer-Oxydase-Aktivität (27). Ablagerung von Kupfer auch in der Cornea (Kayser-Fleischer-Ring).

Tremor, Dysarthrie, unvermitteltes Lächeln.

D i a g n o s e: Leberbiopsie und Kupfernachweis, vermehrte Kupferausscheidung (49) im Urin, niedrige Werte für Cöruloplasmin und Serum-Kupferoxydase (27) im Serum, Familienanamnese, Kayser-Fleischer-Ring, neurologische Symptome.

5. Vitaminmangelerkrankungen

a) Vitamin-A-Mangel

P h y s i o l o g i e: Vitamin A, gut löslich in Fetten und Ölen, ist an der Bildung des Sehprozesses beteiligt und für Dunkeladaptation notwendig, es verhindert Weiterdifferenzierung des Epithels zu verhornendem Plattenepithel und erhöht Abwehrbereitschaft der Schleimhäute.

S y m p t o m e: bei Mangel: Nachtblindheit, Verhornung des konjunktivalen Epithels. Geschwüriger Zerfall der Hornhaut, Hyperkeratose der Haut, Haarausfall, Atrophie der Schleimhäute, Nieren- und Gallensteinbildung, Zahndefekte.

D i a g n o s e: Anamnese, Untersuchungsbefund, chemischer Nachweis (89).

b) Vitamin-B-Mangel

Vitamin B 1, Kokarboxylase

P h y s i o l o g i e: Kofaktor von Fermenten, leicht löslich in Wasser.

S y m p t o m e bei Mangel: Beri-Beri, Kopfschmerzen, Polyneuritis, Muskelschwäche, kardiovasculäre Symptome, Ödeme.

D i a g n o s e: Anamnese, Befund, chemischer Nachweis (89).

Vitamin B2, Riboflavin, Lactoflavin

P h y s i o l o g i e: Gering löslich in Wasser, nicht in Fett. Bestandteil der sogen. gelben Fermente (gelbes Atmungsferment, Zytochromreduktase, Vitamin-K-Reduktase).

S y m p t o m e bei Mangel: Rissige Lippen, Mundwinkelrhagaden, brüchige Nägel, Vaskularisierung der Cornea.

D i a g n o s e: Befund, chemischer Nachweis (   ).

Nikotinsäureamid

P h y s i o l o g i e:
Pellagra-Schutzfaktor Leicht in Wasser löslich, nicht in Fett. Bestandteil von Kodehydrase I und II.

Stimulierung der Folsäure-produzierenden Darmflora, Leberschutzstoff.

S y m p t o m e bei Mangel: Pellagra: Müdigkeit, Stomatitis, Glossitis, Dyspepsie, Dermatitis, Demenz.

D i a g n o s e: Befund, Nachweis (89).

Vitamin B6

P h y s i o l o g i e: Pyridoxin, gut in Wasser löslich, Koferment zahlreicher Fermente, z. B. Transaminasen.

S y m p t o m e bei Mangel: Epileptiforme Krämpfe, Pyridoxinmangel, z. B. bei Überdosierung von Hydraziden, Semikarbaziden, Penicillamin, erzeugt Neuritiden.

D i a g n o s e: Anamnese, Befund, chemischer Nachweis (89).

Folsäure

P h y s i o l o g i e: Löslich in Wasser, notwendig beim Aufbau der Aminosäuren, ferner Methylierung von Uracil zu Thymin.

S y m p t o m e bei Mangel: Störung der Hämatopoese, Folsäureantagonist, Aminopterin, kann akuten Folsäuremangel hervorrufen mit schwerer Stomatitis, Pharyngitis und ulzerierender Gastroenteritis.

D i a g n o s e: Anamnese, Befund, Nachweis Fluorometrisch (89).

Vitamin B12:

P h y s i o l o g i e: Löslich in Wasser, gemeinsam mit Folsäure am Stoffwechsel der Aminosäuren beteiligt ferner bei Bildung der Purine, Nukleinsäuren und Proteine, Ausreifung des roten Knochenmarkes.

S y m p t o m e bei Mangel: Perniziöse Anämie s. hämatologischer Band.

D i a g n o s e: Anamnese, Befund, chemischer Nachweis (Schilling-Test).

c) Vitamin-C-Mangel

P h y s i o l o g i e: Askorbinsäure, in Wasser löslich. Wasserstoff- bzw. Elektronenüberträger. Synthese der Nebennierenrindenhormone, Aufbau des Stützgewebes, Resorption des Eisens, Entgiftung von Toxinen, Abdichtung der Kapillarwände.

S y m p t o m e bei Mangel: Skorbut: Zahnfleischblutungen, Lockerung der Zähne, Anämie, allgemeine Blutungsneigung.

Möller-Barlow'sche Krankheit der Säuglinge: Subperiostale Hämatome, Wachstumsstörung.

D i a g n o s e: Anamnese, Befund, chemischer Nachweis (90).

d) Vitamin-D-Mangel

P h y s i o l o g i e: Antirachitisches Vitamin, löslich in Fetten und Ölen, Vitamin D 1–7 entstehen aus ihren Provitaminen durch UV-Bestrahlung. Förderung der Resorption von Calcium im Darm und Einlagerung in die Knochenmatrix.

S y m p t o m e bei Mangel: Rachitis: Wachstumsstörung, Caput quadratum, Schmelzdefekt der Zähne, Deformierung des Thorax und der Extremitäten.

D i a g n o s e: Anamnese, Befund, chemischer Nachweis (90).

e) Vitamin-E-Mangel

P h y s i o l o g i e: Tocopherol, gut löslich in Fetten und Ölen, Aufbau des Mesoderms, Oxydationsschutz für andere Vitamine, Regulierung der Gonadotropinausschüttung.

S y m p t o m e bei Mangel: Beim Menschen nicht nachgewiesen.

f) Vitamin-K-Mangel

P h y s i o l o g i e: Gut löslich in Fetten und Ölen. Atmungsketten-Phosphorylierung. Beteiligung bei der Gerinnung.

S y m p t o m e bei Mangel: Senkung des Prothrombinspiegels, Blutungen.

D i a g n o s e: Anamnese, Befund, chromatographischer Nachweis (Bestimmung der Tromboplastinzeit).

6. Störungen des Eisenstoffwechsels

P h y s i o l o g i e: 1/2 – 2/3 im Hämoglobin. Depotform Ferritin und Hämosiderin. Aufnahme aus der Nahrung (5–10 %). Abgabe durch Fäces, Urin, Schweiß, Gallensaft, Menstruationsblut, Hautabschilferungen. Unterschiedlicher Bedarf für Männer, Frauen und Heranwachsende.

P a t h o g e n e s e: Eisenmangel bei gesteigertem Bedarf oder herabgesetzter Aufnahme. Blutspender, Haemorrhagie, gehäufte Schwangerschaften, occulte Blutverluste.

Mangelernährung oder schlechte Absorption, Diarrhoen nach Gastrektomie.

S y m p t o m e: Schwäche, Müdigkeit, Blässe, Anstrengungsdyspnoe, Kopfschmerzen, Stomatitis, Glossitis. (Plummer-Vinson-Syndrom, hypochrome Anämie, Glossitis, Dysphagie, Mundwinkelrhagaden), histaminrefraktäre Anazidität, Dilatation des Herzens, funktionelle Geräusche, Leber- und Milzvergrößerung, brüchige Fingernägel.

D i a g n o s e: Anamnese, Befund, niedriges Hämoglobin, erhöhte Eisenbindungskapazität (30), niedriges Serum-Eisen (28), oraler (92) oder i.v. Eisenresorptionstest.

7. Porphyrie

P a t h o g e n e s e: Angeborene Erkrankung des Porphyrinstoffwechsels.

Einteilung: I.   P. erythropoetica (Günther'sche Krankheit)
            II. P. hepatica
                a) akute intermittierende P.
                b) P. cutanea
                c) P. cutanea tarda
                d) erworbene P.

Auslösung von akuten Attacken oft durch Chemikalien. Bei den Haut-typen entstehen die Läsionen durch die Photosensibilität der exponier-ten Flächen. Bei den hepatischen Formen oft Leberbeteiligung. Nerven-beteiligung bei der akuten, intermittierenden Form.

S y m p t o m e: Haut: Bläschen, Pigmentierung, Hirsutismus.
Nervensystem: Nervosität, Neurasthenie, Hysterie, Psychosen, epilep-tische Anfälle, Hirnnervenbeteiligung, Heiserkeit, Lähmungen.
Abdominelle: Kolikartige Beschwerden, Obstipation.

D i a g n o s e: Anamnese, Befund, Porphobilinogen (85) und Uropor-phyrin (85) im Urin. (PBG nur bei akuter intermittierender P.). Auffal-lend roter Urin!

8. Störungen des Calcium- und Phosphatstoffwechsels

Physiologie:

Ionisiertes Calcium (ca. 65 % des Gesamtcalciums) unterliegt der Kontrolle des Parathormons. Der größte Teil des Restes ist an Eiweiß gebunden.

Phosphor kommt in 3 Formen im Blut vor: anorganischer Phosphor, Ester-Phosphat und Lipoid-Phosphor. Parathormon beeinflußt wahr-scheinlich die Verteilung von Phosphat im Körper.

Vitamin D ist für die Resorption von Calcium unerläßlich. Weniger als 1 % des in den Glomerula filtrierten Calciums wird im Harn ausgeschie-den, der Rest in den Tubuli rückresorbiert.

Die Phosphorresorption ist vollständiger, als die von Calcium und beträgt 2/3 der Nahrungszufuhr.

P a t h o l o g i e: *Hypokalzämie* bei: Hypoparathyreoidismus (postope-rativ, idiopathisch, Pseudohypoparathyreoidismus), Nierenversagen, Malabsorptions-Syndrom, Hypoproteinämie.

Hyperkalzämie bei: Primärem Hyperparathyreoidismus, metastasieren-
dem Malignom, multiplem Myelom, Sarkoidose, Vitamin-D-Intoxika-
tion, Milch-Alkali-Syndrom, akute Osteoporose, idiopathische Hyperkalzämie bei Kindern, Hyperthyreose, Immobilisierung, Nebennieren-
Insuffizienz.

D i a g n o s e: Funktionstests bei Störungen der Funktion der Nebenschilddrüse werden in dem Band "Endokrinologie" abgehandelt.

Zur Diagnose der Osteopathien müßten im Blut Phosphor (,),
Calcium ( ), alkalische Phosphatase ( ), Gesamt-Eiweiß (35),
Elektrophorese (31), im Urin Phosphor (60), und Calcium (70) untersucht werden. Wertvolle Hinweise für die Calciumausscheidung im Urin
als Suchtest ergibt die *Sulkovitch*-Probe. (87). Typische Veränderungen
finden sich auch im EKG bei Hyper- und Hypokalzämie, histologische
Untersuchung von Knochenpunktaten.

9. Störungen des Eiweißstoffwechsels

a) Abnorme Albumine

α *Analbuminämie*

P a t h o g e n e s e: Selten, angeboren.

S y m p t o m e: Geringe Ödemneigung, bestimmte Tests, die auf der
Plasmaproteinkonzentration beruhen, fallen anormal aus. BSG
beschleunigt, Serum-Calcium erniedrigt, Cholesterin erhöht.

D i a g n o s e: s. Symptome und vor allem Elektrophorese (31).

β *Doppel-Albuminämie*

P a t h o g e n e s e: Möglicherweise vererbbar, gleiche Mengen normalen
und abnormalen Albumins (Albumin B) werden gebildet.

S y m p t o m e: Keine.

D i a g n o s e: Elektrophorese (31)

b) Agammaglobulinämie

P a t h o g e n e s e: Entweder deutlich herabgesetzte Synthese, sekun-
där morphologische Veränderungen in den lymphatischen Geweben
und mangelnde Antikörperbildung oder Verlust von Gammaglobulinen

(z. B. nephrotisches Syndrom). Antikörper können gebildet werden. Vorübergehende, kongenitale und erworbene Agammaglobulinämie.

S y m p t o m e: Rekurrierende Infekte (besonders bakterielle), Bronchiektasen, Hydrozephalus, Arthritis, Dermatomyositis, Lupus erythematodes, Polyarthritis und Sklerodermie. Häufig allergische Reaktion.

D i a g n o s e: Fehlende Antikörperbildung bei Infekten, niedriges Serum-Globulin (9), Fehlen von $beta_2$ A-, $beta_2$ M- und Gammaglobulin in der Immunelektrophorese. Typische Zeichen bei der Ultrazentrifugation, in der Immunoelektrophorese (42).

c) Abnorme Globuline und Paraproteine

α Multiples Myelom

P a t h o g e n e s e: Neoplastische Erkrankung durch Proliferation abnormaler Plasmazellen. Bildung eines oder mehrerer pathologischer Proteine. Besonders betroffen Becken, Wirbelsäule, Sternum, Rippen und Schädel. Ablagerung von sog. Bence-Jones-Proteinen in den Tubuli. Gelegentlich Bildung von Paramyloid.

S y m p t o m e: Zerstörung der Knochensubstanz mit Schmerzen, Spontanfrakturen, Osteoporose, Hyperkalkurie, Hyperkalzämie, Azotämie, Anämie, Urämie, Paramyloidose des Myokards, Verdauungstraktes, der Zunge, des Nervensystems, der Gelenke, Mangel an zirkulierenden Antikörpern. Neigung zu Infekten, Gerinnungsstörungen. Thromboseneigung, Hämorrhagien,Hyperurikämie.

D i a g n o s e: Anamnese, Röntgenbefund, Elektrophorese (31), Immunoelektrophorese (42), Serum-Calcium (21), Urincalcium (70), Sulkovitch-Test (87), Harnsäure im Serum (38), Blutbild, Gerinnungsstatus, Fibrinogen (32) vermehrt, Nierenfunktion, Bence-Jones-Körper (69) können im Urin vorkommen.

β Kryoglobulinämie

P a t h o g e n e s e:Serumproteine, die in der Kälte ausfallen und in der Wärme wieder in Lösung gehen. In 50 % der Fälle multiples Myelom, in manchen Fällen M. Hodkin, Leberzirrhose, Lupus erythematodes, Polyzythämie, Endokarditis, chronisch-lymphatische Leukämie u.a.

S y m p t o m e: Kälteempfindlichkeit, Purpura, Ulcera, Epistaxis, Taubheit, Thrombophlebitis, Schüttelfrost, Fieber.

D i a g n o s e: Anamnese, Befund, Probe auf Kryoglobuline (49).

γ Makroglobulinämie

P a t h o g e n e s e: Bildung durch kleine Lymphozyten, Störung der Blutgerinnungsfaktoren durch die Makroglobuline. Erhöhte BSG, gesteigerte Viskosität des Blutes,Thromboseneigung.

S y m p t o m e: Schwäche, Dyspnoe, Blutungsneigung, Gewichtsabnahme, neurologische Symptome, Hepatosplenomegalie, Lymphadenopathie.

D i a g n o s e: Anamnese, Befund, stark beschleunigte BSG (15), Hyperglobulinämie(9), gesteigerte Serumviskosität, Immunoelektrophorese (42), Ultrazentrifugation, Elektrophorese (31), SIA-Probe (65).

d) Amyloidose

P a t h o g e n e s e: Ablagerung von Amyloid (schwer lösliches Protein mit Polysaccharidanteil) in verschiedenen Geweben. Primäre und sekundäre Amyloidose.

Familiäre Form weist abnormes $alpha_2$-Globulin (Lipoprotein) auf. Vorkommen bei multiplem Myelom. Sekundäre Amyloidose bei chronischen Eiterungen, speziell Tbc., Lungenabszess oder Bronchiektasen, Lepra, Mittelmeerfieber, Tumoren, Hodgkin, Colitis ulcerosa, chronische Pyelonephritis.

S y m p t o m e: Milz, Leber, Nieren und Nebennierenrinde besonders betroffen. Albuminurie, Ödeme, Hypalbuminämie, Hypercholesterolämie, Urämie, Hepatosplenomegalie, Aszites, Splenomegalie, Diarrhoen, Herzinsuffizienz, Makroglossie, Karpaltunnel-Syndrom, lokalisierte Tumoren.

D i a g n o s e: Anamnese, Befund, Albuminurie (73), Leberbiopsie, Rektumbiopsie, Zahnfleischbiopsie, Kongorotprobe (94).

10. Störungen des Säure/Basenhaushaltes

P h y s i o l o g i e: Zur Erhaltung des P_H stehen im Körper Puffersysteme zur Verfügung. 80 % liegen in den Erythrozyten, Plasmaeiweiß 14 %, Bikarbonat CO_2−System 6 % und $Na_2 HPO_4$−System (1,5 %).

Alle Puffer gehorchen der Henderson-Hasselbalch'schen Gleichung.

$$P_H = PK + \log \frac{\text{dissoziierte Säure}}{\text{undissoziierte Säure}}$$

PK = Dissoziationskonstante des betreffenden Systems.

Mindestens 2 Meßwerte müssen zur Verfügung stehen.

Flüchtige Säuren und Basen: sind solche, die bei Körpertemperatur in gasförmigem Zustand vorkommen, also durch die Lungen reguliert werden können.

Fixe Säuren und Basen: kommen nicht in Gasform vor. Regulierung nur durch nicht-respiratorische Organe, wie Nieren, Darm, Haut möglich.

P a t h o l o g i e: Veränderungen des PCO_2 (CO_2—Partialdruck).

1. Respiratorische Störungen

   a) Respiratorische Azidose bei chronischem Lungenemphysem und bei Unterdrückung des Atemzentrums.

   b) Respiratorische Alkalose bei Hyperventilation, Störungen des ZNS.

2. Metabolische Störungen. Änderungen des P_H und der Bikarbonatkonzentration, aber nie primär des PCO_2.

	arterielles P_H n = 7,4	PCO_2 n = 38–48 mm Hg	Standard Bikarb. n = 25 mval/L
Metabolische Azidose			
nicht kompensiert	↓	n	erniedrigt
teilkompensiert	↓	↓	erniedrigt
Respiratorische Azidose			
nicht kompensiert	↓	↑	n
teilkompensiert	↓ leicht	↑	erhöht
Metabolische Alkalose			
nicht kompensiert	↑	n	erhöht
teilkompensiert	↑ leicht	↓	erhöht
Respiratorische Alkalose			
nicht kompensiert	↑	↓	n
kompensiert	↑	↓	↓

(PCO_2 = Partialdruck von CO_2 im arteriellen Blut)

a) Metabolische Azidose: bei Diabetes, Hunger, Nierenerkrankungen, Verlust von gastrointestinalen Flüssigkeiten.

b) Metabolische Alkalose: bei Kaliumverlust.

D i a g n o s e: Bestimmung des Gesamt-CO_2 im Blut oder Plasma (11). Bestimmung der Bikarbonat-Konzentration, manometrisch (11), oder titrimetrisch(12).

Bestimmung des Standard-Bikarbonates nach Astrup (66). Nur das Standard—Bikarbonat liefert Werte, aus denen eine metabolische Störung direkt erkannt werden kann.

11. Störungen des Wasser- und Elektrolythaushaltes

P h y s i o l o g i e: Wasser macht 55 — 60 % des gesamten Körpergewichtes aus, abhängig vom Fettgehalt. Extrazelluläre Flüssigkeit (=Plasma + interstitielle Flüssigkeit) beträgt ca. 1/3., Natrium, und seine Anionen Chlor und Bikarbonat sind die Hauptbestandteile der extrazellulären Flüssigkeit. Kalium und als Anion Phosphat und Protein bilden die Hauptbestandteile der Intrazellulären Flüssigkeit. Die Konzentration der Körperflüssigkeit wird durch die Retention oder Ausscheidung von Wasser geregelt, das Volumen durch die Retention oder Ausscheidung von Salz. Beide unterliegen einer hormonellen Regulation (antidiuretisches Hormon, Nebennierenrindenhormone).

P a t h o l o g i e: Verlust von Wasser durch Atmung, von Wasser und Salzen durch den Gastrointestinaltrakt, die Nieren, den Schweiß; starke Verluste durch Diarrhoe oder Erbrechen, Fistelbildung, Nachlassen der Herzkraft und Störung der Nierenfunktion, Störung der Nierenfunktion, Störung der Nierenfunktion durch Schädigung der Tubuli, Störung des Hypothalamus-Hypophysensystems, Nebennierenrindeninsuffizienz, Mineralverlust und Flüssigkeitsverlust bei unkontrolliertem Diabetes.

S y m p t o m e: Schwäche, Anorexie, Erbrechen, Durst, Kreislaufinsuffizienz, Schock, Koma.

D i a g n o s e: Anamnese, Befund, Kontrolle der Ein- und Ausfuhr, Trockenheit im Mund und der Haut, eingesunkene Augen, schwacher Puls, Hypotonus, Serum-Natrium (53): wenn kein Flammenphotometer vorhanden, auch Serum-Chlorid (23) und CO_2-Gehalt des Plasmas (11). (Natrium ist um ca. 10 mval/L höher als die Summe von Chlor und Bikarbonat in mval/L ausdrückt). Hämatokrit (38), Plasmaprotein (35) Harnstoff (40) und Rest-Stickstoff (62) im Serum, Kreatinin im Serum und Urin (47).

Hyponatriämie:

P a t h o g e n e s e: N.B. Die Plasma-Natriumkonzentration gibt keine Information darüber, ob ein Defizit oder Überschuß von Natrium im Körper besteht.

1. Hyponatriämie mit herabgesetzter extrazellulärer Flüssigkeit. Verlust von Körperflüssigkeiten mit hoher Elektrolytkonzentration und Ersatz durch elektrolytfreie Flüssigkeit (durch Trinken oder Infusionen!) Nebenniereninsuffizienz, Niereninsuffizienz.

2. Hyponatriämie mit vermehrtem extrazellulärem Volumen. Mißverhältnis der Zufuhr von Natrium und Flüssigkeit, z. B. Postoperativ.

Patienten mit Ödemen oder Aszites bei kochsalzfreier Ernährung und Anwendung von Saluretika.

Hypernatriämie:

P a t h o g e n e s e: Verlust durch Körperflüssigkeiten, bei primären und sekundärem Aldosteronismus, nach längerer Diuretikagabe, bei Überschuß an anderen Nebennierensteroiden, bei Laxantienabusus.

S y m p t o m e: Muskelschwäche, Lähmungen (auch der Atemmuskulatur), EKG-Veränderungen, Digitalisüberempfindlichkeit, Apathie, paralyt. Ileus, Alkalose, Beeinträchtigung der Nierenfunktion, Muskelnekrosen.

D i a g n o s e: Anamnese, Befund, Plasmaelektrolyte (53) Ekg.

N.B. Patienten mit schweren Störungen im Wasser- und Elektrolytstoffwechsel sollten unverzüglich in ein Krankenhaus mit Laboratoriumsmöglichkeit und evtl. Möglichkeit der Dialysebehandlung ("künstliche Niere") überwiesen werden.

Anhang

1. Normalwerte

Blut, (Plasma, Serum)

Albumin	3,8 − 4,6 g/100 ml
Albumin/Globulin	1,13 − 1,73
Alkalireserve	24 − 29 mval/L (53 − 64 Vol%)
Azeton (Serum)	0,3 − 2,0 mg/100 ml
β-L-Immunokrit	1,5 − 2,7 mm
BSG (*Westergren*)	♂ 8 − 16 mm/1 Std.
	♀ 11 − 20 mm/1 Std.
Blutzucker (nüchtern)	80 − 120 mg%
(wahre Glukose)	50 − 95 mg%
Calcium	9 − 11 mg/100 ml
Chlorid	95 − 105 mval/L
	(340 − 370 mg/100 ml)
Cholesterol, gesamt	120 − 230 mg/100 ml
Ester	45 − 50 % vom Gesamtwert
Cöruloplasmin (Ravintest)	44 ± 14 mg/100 ml
Eisen	♂ 90 − 140 γ/100 ml
	♀ 80 − 120 γ/100 ml
Eisenbindungskapazität	♂ 300 − 400 γ/100 ml
	♀ 250 − 350 γ/100 ml
Elektrophorese	
Albumin	45 − 55 %
Globulin α 1	5 − 8 %
α 2	8 − 13 %
β	11 − 17 %
γ	15 − 25 %
Fibrinogen	250 − 400 mg/100 ml
Galaktose	bis 17 mg/100 ml
Gesamteiweiß	6,5 − 7,7 g/100 ml
Gesamtfett	400 − 700 mg/100 ml
Globulin	2,4 − 3,5 g/100 ml
Hämatokrit	♂ 47,0 ± 7,0 ml/100 ml
	♀ 42,0 ± 5,0 ml/100 ml
	Ki 35,0 − 49,0 ml/100 ml

Harnsäure	♂ 2,6 − 6,8 mg/100 ml
	♀ 2,0 − 6,3 mg/100 ml
Harnstoff	25 − 38 mg/100 ml
Harnstoff-N	12 − 18 mg/100 ml
Kalium	3,5 − 5,0 mval/L
	(14 − 20 mg/100 ml)
Ketonkörper (gesamt)	0,5 − 3,0 mg/100 ml
Kreatinin	0,6 − 1,1 mg/100 ml
Kupfer	70 − 130 γ/100 ml
Magnesium	1,3 − 1,8 mval/L
	(1,6 − 2,2 mg/100 ml)
Natrium	135 − 155 mval/L
	(310 − 356 mg/100 ml
Osmolalität (Serum)	300 Osmol/kg H_2O
PCO_2	35 − 45 mm Hg
P_H	7,35 − 7,45
Phosphatase alkal.	Kinder 20 − 150 I.E.
	Erwachsene 13 − 45 I.E.
sauer, Gesamt	6,5 − 19,4 I.E.
Prostata-Phosphatase	0,8 − 4,0 I.E.
Phospholipide	9 − 16 mg/100 ml
Phosphor	2,5 − 4,8 mg/100 ml
Rest-N	20 − 40 mg/100 ml
Standard-Bikarbonat	25 mval/L
Triglyzeride	300 − 400 mg/100 ml

Urin

Azeton	ϕ
Calcium	140 − 365 mg/24 Std.
bei Ca-armer Diät	<140 mg/24 Std.
Chlorid	170 − 250 mval/24 Std.
	(6,0 − 8,9 g/24 Std.)
Cystin	10 − 100 mg/24 Std.
Galaktose	bis 50 mg/100 ml
Kalium	1,5 − 3,5 g/24 Std.
Kreatin	<100 mg/24 Std.
Kreatinin	0,4 − 2,4 g/24 Std.
Natrium	ca. 1 − 5 g/24 Std.
Osmolalität (Urin)	500 − 800 Osmol/kg H_2O
P_H	4,6 − 8,0 (Durchschnitt 6,0)
Phenylbrenztraubensäure	ϕ

Porphobilinogen	ϕ
Protein	ϕ
Spez. Gew.	1012 – 1024
Zucker	ϕ
Titrierbare Azidität	20 – 40 mval/L

Funktionstests

E i s e n b e l a s t u n g o r a l : Bei ungestörter Eisenresorption steigen die anfangs niedrigen Serumeisenwerte sehr stark an (u.U. auf 200–300 γ/100 ml). Ist die Eisenresorption vom Darm gestört, so erfolgt keine wesentliche Zunahme der Serumeisenwerte.

G l u k o s e b e l a s t u n g o r a l :   Nach   100 g   Glukose   oral Blutzucker nicht höher als 140 mg/100 ml, nach 1 Std. Rückkehr zum Normalwert, nach 3 Std. kein Zuckernachweis im Urin.

G l u k o s e b e l a s t u n g i n t r a v e n ö s : $K \times 10^2 = 2{,}11 \pm \begin{smallmatrix} 1{,}54 \\ 0{,}71 \end{smallmatrix}$

H u n g e r v e r s u c h : Werte unter 40 mg/100 ml sicher pathologisch.

2. Reagenzien und Apparate

Die Preise der Fertigpackungen sind im methodischen Teil jeweils bei den einzelnen Bestimmungen aufgeführt. Die übrigen Reagenzien können bei einer der großen Firmen (z.B. E. Merck AG, Darmstadt; C.F. Boehringer u. Söhne GmbH, Mannheim; Serva-Entwicklungslabor, Heidelberg o.a.) bezogen werden. Die Preise bitten wir, den Unterlagen der betreffenden Firmen zu entnehmen.

Die Standard- und Kontroll-Lösungen sind auf Seite 97 dieses Bandes mit ihren Bezugsquellen und Preisen aufgeführt.

Geräte:

Im folgenden werden einige Geräte empfohlen, mit denen der Verfasser eigene Erfahrungen hat.

Alkalireserve-Apparatur:

Fa. L. Eschweiler	Blutgasanalyse-Apparat nach
Kiel, Hansastr. 48	v. Slyke, komplett
	2500,– DM + MWSt.

Fa. Kurt Hillerkus   Astrup-Gerät (Mikroausrüstung)
Krefeld, Verdingerstr. 463   je nach Ausführung
                                           Preis 9300,– bis 119000,– DM
Chromatographiegeräte

Fa. Bender u. Hobein
München 15, Lindwurmstraße 71

Chromatographiepapiere

Fa. Carl Schleicher und Schüll
Dassel / Kr. Einbeck

Fa. Machery-Nagel und Co.
Düren-Rölsdorf, Werkstraße 6–8

Demineralisierapparate

Fa. Karl Klein und Sohn
Mannheim, Ölhafenstraße 4–6

Fa. Serva-Technik   Preis 1000,– bis 4000,– DM
Malsch b. Heidelberg, Hauptstraße 30

Destillierapparate

Fa. W. Büchi
Flawil / Schweiz

Fa. Felix Keiner
Hamburg 54, Kelterbleek 10

Elektrophoresegeräte

Fa. Bender u. Hobein   Preis 1500,– bis 3000,– DM
München 15, Lindwurmstraße 71

Fa. Boskamp
Hersel, Josef Kleinstraße 14

Flammenphotometer

Fa. Eppendorf Gerätebau Netheler u.
Hinz, Hamburg, Barkhausenweg 1   Preis komplett mit MWSt. 9100,– DM

Glaswaren
bei den örtlichen Firmen

Hämatokrit-Zentrifugen

Fa. Beckmann Instruments
München 45, Frankfurter Ring 115
Modell A 801–804   880,– DM

Fa. Christ
Osterode/Harz, Gipsmühlenweg 62

Fa. Hawskley
über örtliche Lieferanten

P_H-Meßgeräte

Fa. Deutsche Metrohm
Bernhausen, Schulstr. 23
P_H-Meter E 512   Preis 1440,— DM

Fa. Kurt Hillerkus
Krefeld, Uerdingerstr. 463

Photometer

Fa. Eppendorf Gerätebau Netheler u. Hinz
Hamburg, Barkhausenweg 1
Photometer 1101 M
komplett m. MWSt   Preis 7618,— DM

Fa. Carl Zeiss
Oberkochen, Postfach 35/36
Filterphotometer PL4
Elektrophotometer
Elko II   Preis ca. 8500,— DM

Fa. Robert Riele KG
Berlin-Hermsdorf, Kurfürstenstr. 75—79
Photometer CF/CM   Preis von 3200,— DM
                                                      bis 8950,— DM

Photometer UPHO   Preis 5160,— DM

Fa. Coleman Instruments
über Günter Schmidt
Hamburg 65, Heegberg 18
Photometer Coleman
junior II   Preis 3312,— DM

Polarimeter

Fa. Carl Zeiss
Oberkochen, Postfach 35/36
Prozentpolarimeter   Preis ca.   760,— DM
Kreispolarimeter   Preis ca. 1650,— DM
und teurere Geräte

Reinigungsautomaten für Laborglas

Fa. Gilowy, KG
Neu-Isenburg, Amselstraße 5
verschiedene Typen   Preis ab 5000,– DM
mit verschiedenem Zubehör

Mielewerke GmbH
Gütersloh/Westf. Postf. 2520
verschiedene Typen   Preis nach Anfrage

Trockenschränke

Fa. W.C. Heraeus GmbH
Hanau, Postfach 169
verschiedene Modelle   Preis von   460,– DM
                                        bis 2770,– DM

Waagen

Fa. Mettler-Waagen GmbH
Gießen, Postfach 2840
Präzisionswaage   Preis ab   795,– DM
Halbmikro-Analysenwaage
H 10 T W   Preis 2023,– DM

Wasserbäder

bei den örtlichen Firmen

Zentrifugen

Fa. Heraeus-Christ GmbH
Osterode, Postfach 1220
verschiedene Typen   Preis 1830,– DM
z.B. Universal Junior IS

Preise vom 1. 9. 1971. Die Preise ändern sich häufig.
Nähere Auskünfte können vom Verfasser eingeholt werden.

3. Verzeichnis der Abkürzungen

ACTH   adrenokortikotropes Hormon des Hypophysenvorderlappens
ATP   Adenosintriphosphat
EBK   Eisenbindungskapazität
I.E.   internationale Einheiten
M   molar
NADP   Nicotinamid-Adenin-Dinucleotid-Phosphat

NN	Nebenniere
nm	Nanometer
mval/L	Millival pro Liter
p.a.	pro analysi
RES	Retikulo-Endotheliales System
STH	somatotropes Hormon
UpM	Umdrehungen pro Minute

Literatur

1. *Grabener, E.:* Das Praxislaboratorium (Stuttgart 1969). — 2. *Richterich, R.:* Klinische Chemie, Theorie und Praxis, (Frankfurt a.M. 1969). — 3. *Hallmann, L.:* Klinische Chemie und Mikroskopie (Stuttgart 1969). — 4. *Südhof, H.:* Praktische Winke für das Klinisch-Chemische Routinelaboratorium (Stuttgart 1969). — 5. *Kutter, D.:* Schnelltests im klinischen Laboratorium (München / Wien / Berlin 1969). — 6. Labormethoden des Praktischen Arztes (E. Merck AG, Darmstadt 1969). — 7. *Küchmeister, H.:* Klinische Funktionsdiagnostik (Stuttgart 1969). — Zeitschriften: Das ärztliche Laboratorium. — Diagnostik.

Sachverzeichnis

DTI Diagnostische und therapeutische Informationen

Herausgeber: Prof. Dr. Dieter Haan (Bad Füssing),
　　　　　　　Dr. med. Carl-Werner Lorenz (Darmstadt) und
　　　　　　　Prof. Dr. med. Ludwig Pippig (Gütersloh)

DR. DIETRICH STEINKOPFF VERLAG · D-6100 DARMSTADT
POSTFACH 1008